U0263615

基本中成药用药指导

主 编 宋金春 徐明霞 邹 瑛 李 文

副主编 曾俊芬 魏洪垚

科学出版社

北京

内 容 简 介

　　《基本中成药用药指导》是一本专注于中成药且涵盖内科、外科、妇科、眼科、耳鼻喉科、骨伤科、儿科用药指导的实用手册。本书旨在为医务工作者、中医药爱好者以及广大读者提供关于中成药的全面、准确的用药指导，帮助他们更好地理解和应用中成药，提高临床疗效。本书以常用的中成药为主线，系统地介绍了中成药的主要成分、功能主治、规格、用法用量、不良反应、禁忌及注意事项等关键信息。通过深入研究相关文献和临床实践，结合多年的临床经验和专业知识，本书提供了准确、全面、可靠的用药指导，帮助读者更好地应用中成药。本书以简明扼要的方式呈现内容，结合临床实践和科学研究，旨在为读者提供一份实用的中成药用药指导，帮助他们更好地应用中成药，提高临床疗效，为患者的健康和福祉贡献自己的力量。

　　无论是医务工作者、中医药爱好者还是广大读者，都能从本书中获得有益的信息和指导，更好地理解和应用中成药，为自己和他人的健康保驾护航。

图书在版编目（CIP）数据

基本中成药用药指导 / 宋金春等主编. —北京：科学出版社，2024.1
ISBN　978-7-03-078064-5

Ⅰ.①基⋯　Ⅱ.①宋⋯　Ⅲ.①中成药-用药法　Ⅳ.①R286

中国国家版本馆 CIP 数据核字（2024）第 024917 号

责任编辑：郭海燕　王立红 / 责任校对：张小霞
责任印制：赵　博 / 封面设计：陈　敬

科学出版社 出版
北京东黄城根北街 16 号
邮政编码：100717
http://www.sciencep.com
北京富资园科技发展有限公司印刷
科学出版社发行　各地新华书店经销

*

2024 年 1 月第 一 版　开本：787×1092　1/16
2025 年 1 月第二次印刷　印张：8
字数：195 000

定价：78.00 元
（如有印装质量问题，我社负责调换）

前　言

中医药作为我国传统文化的瑰宝，拥有悠久的历史。中成药作为中医药的重要组成部分，以其方便易用、疗效确切的特点，在临床实践中得到了广泛的应用和认可。然而，由于中成药的复方组方和药物配伍特点，其用药规范化程度相对较低，给临床应用带来了一定的困扰。

为了解决这一问题，我们特别编写了本书，旨在为广大医务工作者和中医药爱好者提供一份基本中成药用药指导。本书将以常用的中成药为主线，结合临床实践和科学研究，系统地介绍中成药的主要成分、功能主治、用法用量、禁忌等关键信息，以及与其他药物的相互作用和不良反应等相关内容。

在编写本书的过程中，我们秉承科学、客观、实用的原则，力求将中成药的用药指导呈现给读者。我们深入研究了相关文献和临床实践，结合多年的临床经验和专业知识，力求提供准确、全面、可靠的用药指导，以帮助医务工作者更好地应用中成药，提高临床疗效。

同时，我们也希望本书的出版能够促进中成药的规范化应用和临床研究的进一步发展。我们鼓励读者在使用中成药时，遵循医学伦理和法律法规，结合患者的具体情况进行个体化的用药决策，并及时反馈临床实践中的问题和经验，以推动中成药的研究和应用水平的提高。

最后，我要衷心感谢所有为本书的编写和出版做出贡献的人员，特别是各位专家学者和科学出版社工作人员的支持与帮助。没有你们的辛勤努力和专业知识，本书的完成将是不可能的。

希望本书能够为广大读者提供有益的信息和指导，帮助大家更好地理解和应用中成药，为患者的健康和福祉贡献自己的力量。

我们希望您在阅读本书的过程中能够愉快并获得实际的收获！

编　者

2023 年 11 月

目　录

内科用药

解 表 剂

九味羌活丸（颗粒）

【主要成分】羌活、防风、苍术、细辛、川芎、白芷、黄芩、甘草、地黄。

【功能主治】疏风解表，散寒除湿。用于外感风寒夹湿所致的感冒，症见恶寒、发热、无汗、头痛而重、肢体酸痛。

【规格】丸剂：每丸重9g，每袋装6g、9g，每10丸重1.8g；颗粒剂：每袋装5g、15g。*

【用法用量】丸剂：姜葱汤或温开水送服，一次6~9g，一日2~3次。颗粒剂：姜汤或开水冲服，一次1袋，一日2~3次。

【不良反应】尚不明确。

【禁忌】尚不明确。

【注意事项】尚不明确。

【药物相互作用】如与其他药物同时使用可能会发生药物相互作用，详情请咨询医师或药师。

感冒清热颗粒（胶囊）

【主要成分】荆芥穗、薄荷、防风、柴胡、紫苏叶、葛根、桔梗、苦杏仁、白芷、苦地丁、芦根。辅料为糊精、蔗糖及乙醇。

【功能主治】疏风散寒，解表清热。用于风寒感冒，头痛发热，恶寒身痛，鼻流清涕，咳嗽咽干。

【规格】颗粒剂：每袋装3g、6g、12g；胶囊：每粒装0.45g。

【用法用量】颗粒剂：开水冲服，一次1袋，一日2次。胶囊：口服，一次3粒，一日2次。

【不良反应】尚不明确。

【禁忌】尚不明确。

【注意事项】①忌烟、酒及辛辣、生冷、油腻食物。②不宜在服药期间同时服用滋补性中药。③糖尿病患者及有高血压、心脏病、肝病、肾病等慢性病严重者应在医师指导下服用。④儿童、妊娠期妇女、哺乳期妇女、年老体弱者应在医师指导下服用。⑤体温超过38.5℃的发热患者，应去医院就诊。⑥服药3天症状无缓解，应去医院就诊。⑦对本品过敏者禁用，过

敏体质者慎用。⑧本品性状发生改变时禁止使用。⑨儿童必须在成人监护下使用。⑩请将本品放在儿童不能接触到的地方。⑪如正在使用其他药品，使用本品前请咨询医师或药师。

【药物相互作用】如与其他药物同时使用可能会发生药物相互作用，详情请咨询医师或药师。

正柴胡饮颗粒

【主要成分】柴胡、陈皮、防风、甘草、赤芍、生姜。辅料为糊精、蔗糖。

【功能主治】发散风寒，解热止痛。用于外感风寒初起，发热恶寒，无汗，头痛，鼻塞，打喷嚏，咽痒咳嗽，四肢酸痛；流行性感冒初起、轻度上呼吸道感染见上述证候者。

【规格】颗粒剂：每袋装3g、10g。

【用法用量】开水冲服，一次1袋，一日3次。

【不良反应】尚不明确。

【禁忌】妊娠期妇女禁用；糖尿病患者禁服。

【注意事项】①忌烟、酒及辛辣、生冷、油腻食物。②不宜在服药期间同时服用滋补性中药。③风热感冒者不适用，其表现为发热明显，微恶风，有汗，口渴，鼻流浊涕，咽喉肿痛，咳吐黄痰。④高血压、心脏病、肝病、肾病等慢性病严重者应在医师指导下服用。⑤服药3天症状无缓解，应去医院就诊。⑥儿童、年老体弱者应在医师指导下服用。⑦对本品过敏者禁用，过敏体质者慎用。⑧本品性状发生改变时禁止使用。⑨儿童必须在成人的监护下使用。⑩请将本品放在儿童不能接触到的地方。⑪如正在使用其他药品，使用本品前请咨询医师或药师。

【药物相互作用】如与其他药物同时使用可能会发生药物相互作用，详情请咨询医师或药师。

柴胡注射液

【主要成分】本品为柴胡经水蒸气蒸馏制成的灭菌水溶液。辅料为聚山梨酯80，氯化钠。

【功能主治】清热解表。用于治疗感冒及疟疾等的发热。

【规格】注射液：每支装2ml。

【用法用量】肌内注射，一次2～4ml，一日1～2次。

【不良反应】①过敏反应：皮肤潮红或苍白、皮疹、瘙痒、呼吸困难、心悸、紫绀、血压下降、过敏性休克、过敏样反应等。②全身性反应：畏寒、寒战、发热、疼痛、乏力等。③皮肤及其附件反应：可表现多种皮疹，以荨麻疹、皮炎伴瘙痒为主。④呼吸系统反应：憋气、呼吸急促、呼吸困难等。⑤心血管系统反应：心悸、胸闷、紫绀、血压下降等。⑥神经精神系统反应：头晕、头痛、麻木、眩晕、晕厥、抽搐、意识模糊等。⑦消化系统反应：口干、恶心、呕吐、腹痛、腹泻等。⑧用药部位反应：疼痛、皮疹、瘙痒、局部红肿硬结等。

【禁忌】对本品或含有柴胡制剂及成分中所列辅料过敏或有严重不良反应病史者禁用。儿童禁用。

【注意事项】①本品不良反应包括过敏性休克，应在有抢救条件的医疗机构使用，使用者应接受过过敏性休克抢救培训，用药后出现过敏反应或其他严重不良反应须立即停药并及时救治。②严格按照药品说明书规定的功能主治使用，禁止超功能主治用药。③本品为退热解表药，无发热者不宜用。④严格按照药品说明书推荐的用法用量使用，尤其注意不超剂量、不长期连续用药。⑤用药前应仔细询问患者情况、用药史和过敏史。有药物过敏史或过敏体质者慎用。⑥有家族过敏史者慎用。⑦本品保存不当可能会影响药品质量，用药前应认真检查本品，发现药液出现浑浊、沉淀、变色、结晶等药物性状改变，以及瓶身有漏气、裂纹等现象时，均不得使用。⑧严禁混合配伍，谨慎联合用药。本品应单独使用，禁忌与其他药品混合配伍使用。⑨对老人、妊娠期妇女、肝肾功能异常患者等特殊人群和初次使用中药注射剂的患者应慎重使用，加强监测。⑩加强用药监护。用药过程中，应密切观察用药反应，特别是开始30分钟。发现异常，立即停药，采用积极救治措施，救治患者。

【药物相互作用】如与其他药物同时使用可能会发生药物相互作用，详情请咨询医师或药师。

金花清感颗粒

【主要成分】金银花、浙贝母、黄芩、牛蒡子、青蒿等。

【功能主治】疏风宣肺，清热解毒。用于外感时邪引起的发热，恶寒轻或不恶寒，咽红咽痛，鼻塞流涕，口渴，咳嗽或咳而有痰等，舌质红，苔薄黄，脉数；各类流感包括甲型H1N1流感见上述证候者。

【规格】颗粒剂：每袋装 5g（相当于饮片 17.3g）。

【用法用量】开水冲服，一次 1 袋，一日 2 次，连服 3～5 日，或遵医嘱。

【不良反应】尚不明确。

【禁忌】妊娠期妇女禁用；对本品或处方中的成分过敏者禁用。

【注意事项】①忌辛辣、生冷、油腻食物，饮食宜清淡。②高血压、心功能不全、青光眼、免疫缺陷者慎用。③过敏体质者慎用。④严格按照说明书或遵医嘱使用。⑤服药期间注意观察不良反应，如有不适及时就医。

【药物相互作用】如与其他药物同时使用可能会发生药物相互作用，详情请咨询医师或药师。

银翘解毒丸（颗粒、胶囊、软胶囊、片）

【主要成分】金银花、连翘、薄荷、荆芥、淡豆豉、牛蒡子（炒）、桔梗、淡竹叶、甘草。辅料为蜂蜜。

【功能主治】辛凉解表，清热解毒。用于风热感冒，发热头痛，咳嗽，口干，咽喉疼痛。

【规格】丸剂：每丸重 3g、9g，每 10 丸重 1.5g；颗粒剂：每袋装 2.5g、15g；胶囊：每粒装 0.4g；软胶囊：每粒装 0.45g；片剂：每片重 0.3g，素片每片重 0.5g，薄膜衣片每片重 0.52g。

【用法用量】丸剂：口服，一次 6g，一日 2～3 次，以芦根汤或温开水送服。颗粒剂：开水冲服，一次 15g，一日 3 次；重症者加服 1 次。胶囊：口服，一次 4 粒，一日 2～3 次。片剂：口服，一次 4 片，一日 2～3 次。

【不良反应】尚不明确。

【禁忌】尚不明确。

【注意事项】①风寒感冒者不适用。②妊娠期妇女慎用。③服药期间忌服滋补性中药，忌烟、酒及辛辣、生冷、油腻食物。

【药物相互作用】如与其他药物同时使用可能会发生药物相互作用，详情请咨询医师或药师。

芎菊上清丸（颗粒、片）

【主要成分】川芎、菊花、黄芩、栀子、蔓荆子（炒）、黄连、薄荷、连翘、荆芥穗、羌活、藁本、桔梗、防风、甘草、白芷。

【功能主治】清热解表，散风止痛。用于外感风邪引起的恶风身热、偏正头痛、鼻流清涕、牙疼喉痛。

【规格】丸剂：每丸重9g，每袋装6g，每100丸重6g；颗粒剂：每袋装10g；片剂：糖衣片片芯重0.25g、0.3g。

【用法用量】丸剂：口服，一次6g，一日2次。颗粒剂：开水冲服，一次1袋，一日3次。片剂：口服，一次4片，一日2次。

【不良反应】尚不明确。

【禁忌】尚不明确。

【注意事项】①忌烟、酒及辛辣食物。②不宜在服药期间同时服用滋补性中药。③有高血压、心脏病、肝病、糖尿病、肾病等慢性病严重者应在医师指导下服用。④服药后大便次数增多且不成形者，应酌情减量。⑤体虚者慎用。⑥儿童、妊娠期妇女、哺乳期妇女、年老患者应在医师指导下服用。⑦服药3天症状无缓解，应去医院就诊。⑧对本品过敏者禁用，过敏体质者慎用。⑨本品性状发生改变时禁止使用。⑩儿童必须在成人监护下使用。⑪请将本品放在儿童不能接触到的地方。⑫如正在使用其他药品，使用本品前请咨询医师或药师。

【药物相互作用】如与其他药物同时使用可能会发生药物相互作用，详情请咨询医师或药师。

牛黄清感胶囊

【主要成分】金银花、连翘、黄芩、人工牛黄、珍珠母。

【功能主治】疏风解表，清热解毒。用于外感风热，内郁化火所致的感冒发热、咳嗽、咽痛。

【规格】胶囊：每粒装0.3g。

【用法用量】口服，一次2～4粒，一日3次；儿童酌减或遵医嘱。

【不良反应】尚不明确。

【禁忌】妊娠期妇女禁用。

【注意事项】①忌烟、酒及辛辣、生冷、油腻食物。②不宜在服药期间同时服用滋补性中药。③风寒感冒者不适用，其表现为恶寒重，发热轻，无汗，头痛，鼻塞，流清涕，喉痒咳嗽。④脾胃虚寒证，见腹痛、喜暖、泄泻者慎用。⑤高血压、心脏病、肝病、肾病、糖尿病等慢性病严重者应在医师指导下服用。⑥儿童、年老体弱者应在医师指导下服用。⑦服药3天症状无缓解，应去医院就诊。⑧对本品过敏者禁用，过敏体质者慎用。⑨本品性状发生改变时禁止使用。⑩儿童必须在成人监护下使用。⑪请将本品放在儿童不能接触到的地方。⑫如正在使用其他药品,使用本品前请咨询医师或药师。

【药物相互作用】如与其他药物同时使用可能会发生药物相互作用,详情请咨询医师或药师。

祖卡木颗粒

【主要成分】山柰、睡莲花、破布木果、薄荷、大枣、洋甘菊、甘草、蜀葵子、大黄、罂粟壳。

【功能主治】调节异常气质,清热,发汗,通窍。用于感冒咳嗽,发热无汗,咽喉肿痛,鼻塞流涕。

【规格】颗粒剂:每袋装6g、12g。

【用法用量】口服,一次12g,一日3次。

【不良反应】尚不明确。

【禁忌】尚不明确。

【注意事项】儿童慎用。运动员慎用。

【药物相互作用】如与其他药物同时使用可能会发生药物相互作用,详情请咨询医师或药师。

复方银花解毒颗粒

【主要成分】青蒿、金银花、荆芥、薄荷、野菊花、大青叶、连翘、鸭跖草、淡豆豉、前胡。

【功能主治】辛凉解表,清热解毒。用于普通感冒、流感属风热证,症见发热,微恶风,鼻塞流涕,咳嗽,咽痛,头痛,全身酸痛,苔薄白或微黄,脉浮数。

【规格】颗粒剂:每袋装15g。

【用法用量】开水冲服,一次1袋,一日3次,重症者加服1次。

【不良反应】个别患者偶见恶心,呕吐,腹痛。

【禁忌】尚不明确。

【注意事项】尚不明确。

【药物相互作用】尚不明确。

金叶败毒颗粒

【主要成分】金银花、大青叶、蒲公英、鱼腥草。

【功能主治】清热解毒。用于风温肺热病热在肺卫证,症见发热,咽痛或乳蛾红肿,流涕,咳嗽,咳痰,头痛,口渴等。

【规格】颗粒剂:每袋装10g。

【用法用量】开水冲服,一次10g,一日3次。

【不良反应】尚不明确。

【禁忌】尚不明确。

【注意事项】对肝、肾功能异常者,服药期间应予复查。

【药物相互作用】如与其他药物同时使用可能会发生药物相互作用,详情请咨询医师或药师。

防风通圣丸（颗粒）

【主要成分】防风、荆芥穗、薄荷、麻黄、大黄、芒硝、栀子、滑石、桔梗、石膏、川芎、当归、白芍、黄芩、连翘、甘草、白术（炒）。辅料为墨灰。

【功能主治】解表通里，清热解毒。用于荨麻疹、湿疹、大便秘结。

【规格】丸剂：每丸重 9g，每 8 丸相当于原药材 6g，每 20 丸重 1g；颗粒剂：每袋装 3g。

【用法用量】丸剂：口服，一次 8 丸，一日 2 次。颗粒剂：口服，一次 3g，一日 2 次。

【不良反应】尚不明确。

【禁忌】忌食油腻、鱼虾海鲜类食物。

【注意事项】①妊娠期妇女慎用。②运动员慎用。③服药期间宜食清淡易消化食物。④忌食油腻、鱼虾海鲜类食物。⑤本品不宜久服，服药 3 天后症状未改善或皮疹面积扩大加重，应去医院就诊。⑥因服用或注射某种药物后出现荨麻疹等相似的皮肤症状者属于药物过敏（药疹），应立即去医院就诊。⑦对本品过敏者禁用，过敏体质者慎用。⑧本品性状发生改变时禁止使用。⑨儿童必须在成人监护下使用。⑩请将本品放在儿童不能接触到的地方。⑪如正在使用其他药品，使用本品前请咨询医师或药师。

【药物相互作用】如与其他药物同时使用可能会发生药物相互作用，详情请咨询医师或药师。

玉屏风颗粒

【主要成分】黄芪、白术（炒）、防风。辅料为糊精、甘露醇、矫味剂、黏合剂。

【功能主治】益气，固表，止汗。用于表虚不固，自汗恶风，面色㿠白，或体虚易感风邪者。

【规格】颗粒剂：每袋装 5g。

【用法用量】开水冲服，一次 5g，一日 3 次。

【不良反应】尚不明确。

【禁忌】尚不明确。

【注意事项】①忌油腻食物。②本品宜饭前服用。③按照用法用量服用，小儿、妊娠期妇女、高血压患者、糖尿病患者应在医师指导下服用。④服药 2 周或服药期间症状无明显改善，或症状加重者，应立即停药并去医院就诊。⑤对本品过敏者禁用，过敏体质者慎用。⑥本品性状发生改变时禁止使用。⑦儿童必须在成人监护下使用。⑧请将本品放在儿童不能接触到的地方。⑨如正在使用其他药品，使用本品前请咨询医师或药师。

【药物相互作用】如与其他药物同时使用可能会发生药物相互作用，详情请咨询医师或药师。

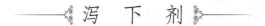

泻 下 剂

麻仁润肠丸（软胶囊）

【主要成分】火麻仁、炒苦杏仁、大黄、木香、陈皮、白芍；辅料为蜂蜜。

【功能主治】润肠通便。用于肠胃积热，胸腹胀满，大便秘结。

【规格】丸剂：每丸重 6g，每袋装 6g，每 10 丸重 1.6g；软胶囊：每粒装 0.5g。

【用法用量】丸剂：口服，一次 1～2 袋，一日 2 次。软胶囊：口服，一次 8 粒，一日 2 次，年老体弱者酌情减量使用。

【不良反应】尚不明确。

【禁忌】尚不明确。

【注意事项】①饮食宜清淡，忌酒及辛辣食物。②不宜在服药期间同时服用滋补性中药。③有高血压、心脏病、肝病、糖尿病、肾病等慢性病严重者应在医师指导下服用。④胸腹胀满严重者应去医院就诊。⑤儿童、哺乳期妇女、年老体弱者应在医师指导下服用。⑥严格按照用法用量服用，本品不宜长期服用。⑦服药 3 天症状无缓解，应去医院就诊。⑧对本品过敏者禁用，过敏体质者慎用。⑨本品性状发生改变时禁止使用。⑩儿童必须在成人监护下使用。⑪请将本品放在儿童不能接触到的地方。⑫如正在使用其他药品，使用本品前请咨询医师或药师。

【药物相互作用】如与其他药物同时使用可能会发生药物相互作用，详情请咨询医师或药师。

·❦ 清 热 剂 ❦·

黄连上清丸（颗粒、胶囊、片）

【主要成分】黄连、栀子（姜制）、连翘、炒蔓荆子、防风、荆芥穗、白芷、黄芩、菊花、薄荷、酒大黄、黄柏（酒炒）、桔梗、川芎、石膏、旋覆花、甘草。辅料为蜂蜜。

【功能主治】散风清热，泻火止痛。用于风热上攻、肺胃热盛所致的头晕目眩、牙齿疼痛、口舌生疮、咽喉肿痛、耳痛耳鸣、大便秘结、小便短赤。

【规格】丸剂：每丸重 6g，每 40 丸重 3g，每袋装 6g；颗粒剂：每袋装 2g；胶囊：每粒装 0.4g；片剂：薄膜衣片每片重 0.31g，糖衣片片芯重 0.3g。

【用法用量】丸剂：口服，一次 1～2 丸，一日 2 次。颗粒剂：口服，一次 2g，一日 2 次。胶囊：口服，一次 2 粒，一日 2 次。片剂：口服，一次 6 片，一日 2 次。

【不良反应】尚不明确。

【禁忌】脾胃虚寒者禁用。

【注意事项】①忌烟、酒及辛辣食物。②不宜在服药期间同时服用滋补性中药。③有高血压、心脏病、肝病、糖尿病、肾病等慢性病严重者应在医师指导下服用。④服药后大便次数增多且不成形者，应酌情减量。⑤妊娠期妇女慎用，儿童、哺乳期妇女、年老体弱者应在医师指导下服用。⑥严格按照用法用量服用，本品不宜长期服用。⑦服药 3 天症状无缓解，应去医院就诊。⑧对本品过敏者禁用，过敏体质者禁用。⑨本品性状发生改变时禁止使用。⑩儿童必须在成人监护下使用。⑪请将本品放在儿童不能接触到的地方。⑫如正在使用其他药品，使用本品前请咨询医师或药师。

【药物相互作用】如与其他药物同时使用可能会发生药物相互作用，详情请咨询医师或药师。

牛黄解毒丸（胶囊、软胶囊、片）

【主要成分】人工牛黄、雄黄、石膏、大黄、黄芩、桔梗、冰片、甘草。

【功能主治】清热解毒。用于火热内盛，咽喉肿痛，牙龈肿痛，口舌生疮，目赤肿痛。

【规格】丸剂：每丸重3g，每100丸重5g，每袋装4g；胶囊：每粒装0.3g；软胶囊：每粒装0.4g；片剂：每片重0.25g、0.3g。

【用法用量】丸剂：口服，一次1丸，一日2～3次。胶囊：口服，一次2粒，一日2～3次。软胶囊：口服，一次4粒，一日2～3次。片剂：口服，一次3片，一日2～3次。

【不良反应】尚不明确。

【禁忌】尚不明确。

【注意事项】妊娠期妇女禁用。本品含雄黄。

【药物相互作用】如与其他药物同时使用可能会发生药物相互作用，详情请咨询医师或药师。

牛黄上清丸（胶囊、片）

【主要成分】牛黄、薄荷、菊花、荆芥穗、白芷、川芎、栀子、黄连、黄柏、黄芩、大黄、连翘、赤芍、当归、地黄、桔梗、甘草、石膏、冰片。

【功能主治】清热泻火，散风止痛。用于头痛眩晕，目赤耳鸣，咽喉肿痛，口舌生疮，牙龈肿痛，大便燥结。

【规格】丸剂：每丸重6g，每16丸重3g，每100丸重10g；胶囊：每粒装0.3g；片剂：糖衣基片每片重0.25g，薄膜衣片每片重0.265g。

【用法用量】丸剂：口服，一次6g，一日2次。胶囊：口服，一次3粒，一日2次。片剂：口服，一次4片，一日2次。

【不良反应】尚不明确。

【禁忌】尚不明确。

【注意事项】①忌辛辣食物。②妊娠期妇女慎用。③不宜在服药期间同时服用滋补性中药。④心律失常、心脏病、肝病、肾病等慢性病严重者或正在接受其他治疗的患者应在医师指导下服用。⑤按照用法用量服用，小儿、年老体弱者、大便溏软者应在医师指导下服用。⑥服药3天后症状未改善，应去医院就诊。⑦不宜与活菌制剂，如乳酶生、整肠生胶囊同服。不宜与胃蛋白酶同服。

【药物相互作用】如与其他药物同时使用可能会发生药物相互作用，详情请咨询医师或药师。

一清颗粒（胶囊）

【主要成分】黄连、大黄、黄芩。

【功能主治】清热泻火解毒，化瘀凉血止血。用于火毒血热所致的身热烦躁、目赤口疮、咽喉牙龈肿痛、大便秘结、吐血、咯血、衄血、痔血；咽炎、扁桃体炎、牙龈炎见上述证候者。

【规格】颗粒剂：每袋装5g、7.5g；胶囊：每粒装0.5g。

【用法用量】颗粒剂：开水冲服，一次 5g，一日 3～4 次。胶囊：口服，一次 2 粒，一日 3 次。

【不良反应】尚不明确。

【禁忌】尚不明确。

【注意事项】①在医师或药师指导下服用。②出现腹泻时，可酌情减量。③药品性状发生改变时禁止使用。④儿童必须在成人监护下使用。⑤请将此药品放在儿童不能接触到的地方。⑥如正在服用其他药品，使用本品前请咨询医师或药师。

【药物相互作用】如与其他药物同时使用可能会发生药物相互作用，详情请咨询医师或药师。

板蓝根颗粒

【主要成分】板蓝根。辅料为蔗糖、糊精。

【功能主治】清热解毒，凉血利咽。用于肺胃热盛所致的咽喉肿痛、口咽干燥；急性扁桃体炎、腮腺炎见上述证候者。

【规格】颗粒剂：每袋装 3g（相当于饮片 7g）、5g（相当于饮片 7g）、10g（相当于饮片 14g）。

【用法用量】开水冲服，一次 1/2～1 袋（含蔗糖），一日 3～4 次。

【不良反应】尚不明确。

【禁忌】尚不明确。

【注意事项】①忌烟、酒和辛辣、鱼腥食物。②不宜在服药期间同时服用滋补性中药。③糖尿病患者及有高血压、心脏病、肝病、肾病等慢性病严重者应在医师指导下服用。④儿童、妊娠期妇女、哺乳期妇女、年老体弱者、脾虚便溏者应在医师指导下服用。⑤扁桃体有化脓或发热体温超过 38.5℃的患者应去医院就诊。⑥服药 3 天症状无缓解，应去医院就诊。⑦对本品过敏者禁用，过敏体质者慎用。⑧本品性状发生改变时禁止使用。⑨儿童必须在成人监护下使用。⑩请将本品放在儿童不能接触到的地方。⑪如正在使用其他药品，使用本品前请咨询医师或药师。

【药物相互作用】如与其他药物同时使用可能会发生药物相互作用，详情请咨询医师或药师。

疏风解毒胶囊

【主要成分】虎杖、连翘、板蓝根、柴胡、败酱草、马鞭草、芦根、甘草。

【功能主治】疏风清热，解毒利咽。用于急性上呼吸道感染属风热证，症见发热，恶风，咽痛，头痛，鼻塞，流浊涕，咳嗽等。

【规格】胶囊：每粒装 0.52g。

【用法用量】口服，一次 4 粒，一日 3 次。

【不良反应】偶见恶心。

【禁忌】过敏体质及对本品过敏者禁用。

【注意事项】①目前尚无体温超过 39.1℃时、白细胞总数 $>10\times10^9$/L、中性粒细胞 >0.8 的研究数据。②结膜热、疱疹性咽峡炎、妊娠期及哺乳期妇女不在本次研究范畴。

【药物相互作用】尚不明确。

清热解毒颗粒

【主要成分】石膏、金银花、玄参、地黄、连翘、栀子、甜地丁、黄芩、龙胆、板蓝根、知母、麦冬。

【功能主治】清热解毒。用于热毒壅盛所致的发热面赤、烦躁口渴、咽喉肿痛等症；流感、上呼吸道感染见上述证候者。

【规格】颗粒剂：每袋装 5g、9g、18g。

【用法用量】口服，一次 5～10g，一日 3 次，或遵医嘱。

【不良反应】尚不明确。

【禁忌】尚不明确。

【注意事项】尚不明确。

【药物相互作用】尚不明确。

复方黄黛片

【主要成分】青黛、雄黄（水飞）、太子参、丹参。

【功能主治】清热解毒，益气生血。用于初治的急性早幼粒细胞白血病。

【规格】片剂：薄膜衣片每片重 0.27g。

【用法用量】口服，一次 5～10 片，一日 3 次。

【不良反应】①胃肠道反应：恶心、呕吐、腹痛、腹泻、胃痛等，一般可适应性消失，无须停药。症状明显者可伍用泼尼松。②少数患者出现肝功能异常，但治疗结束后，绝大多数可以恢复正常。③少数患者出现皮疹。④偶有皮肤干燥、色素沉着、口干、眼干、头痛等不良反应。

【禁忌】妊娠期及哺乳期妇女慎用。

【注意事项】本品需在医师指导下使用；肝功能异常者慎用。

【药物相互作用】如与其他药物同时使用可能会发生药物相互作用，详情请咨询医师或药师。

唐草片

【主要成分】老鹳草、金银花、瓜蒌皮、柴胡、香薷、黄芪、甘草、木棉花、鸡血藤、糯稻根、龙葵、白花蛇舌草等。

【功能主治】清热解毒，活血益气。用于艾滋病病毒感染者及艾滋病患者（CD4 淋巴细胞在 100～400 个/mm^3），有提高 CD4 淋巴细胞计数作用，可改善乏力、脱发、食欲减退和腹泻等症状，改善活动功能状况。

【规格】片剂：薄膜衣片每片重 0.4g。

【用法用量】口服，一次 8 片，一日 3 次。连续使用 6 个月。

【不良反应】服药后可能出现恶心、消化不良、失眠，一般不需停药即可自行缓解。

【禁忌】①服药期间忌生冷、辛辣刺激食物。②服药期间避免饮用含乙醇类饮料。

【注意事项】①急性感染期、严重的机会性感染、机会性肿瘤、过敏体质、严重的精神及神经疾病患者应遵医嘱。②尚未进行对儿童、老年患者、妊娠期及哺乳期妇女的临床研究，因此上述人群慎用。

【药物相互作用】尚不明确。

清热八味胶囊（散、丸）

【主要成分】檀香、石膏、红花、苦地丁、瞿麦、胡黄连、麦冬、人工牛黄。

【功能主治】清热解毒。用于炽热，血热，脏腑之热，肺热咳嗽，痰中带血，肝火胁痛。

【规格】胶囊：每粒装 0.3g；散剂：每袋装 15g；丸剂：每 10 丸重 2g。

【用法用量】胶囊：口服，一次 3～5 粒，一日 1～2 次，白糖水为引。散剂：口服，一次 1.5～3g，一日 1～2 次。丸剂：口服，一次 8～15 丸，一日 1～2 次。

【不良反应】尚不明确。

【禁忌】尚不明确。

【注意事项】尚不明确。

【药物相互作用】尚不明确。

保济丸（口服液）

【主要成分】保济成方：钩藤、菊花、蒺藜、厚朴、木香、苍术、天花粉、广藿香、葛根、化橘红、白芷、薏苡仁、稻芽、薄荷、茯苓、广东神曲。辅料为胭脂红、滑石粉、红氧化铁、糊精。

【功能主治】解表，祛湿，和中。用于暑湿感冒，症见发热头痛，腹痛腹泻、恶心呕吐、肠胃不适；亦可用于晕车晕船。

【规格】丸剂：每袋装 1.85g、3.7g；合剂：每瓶装 10ml。

【用法用量】丸剂：口服，一次 1/2～1 袋（1.85～3.7g），一日 3 次。合剂：口服，一次 10～20ml，一日 3 次。

【不良反应】尚不明确。

【禁忌】尚不明确。

【注意事项】①忌烟、酒及辛辣、生冷、油腻食物。②不宜在服药期间同时服用滋补性中药。③外感燥热者不宜服用。④有高血压、心脏病、肝病、糖尿病、肾病等慢性病严重者应在医师指导下服用。⑤儿童、妊娠期妇女、哺乳期妇女、年老体弱者应在医师指导下服用。⑥发热体温超过38.5℃的患者，应去医院就诊。⑦吐泻严重者应及时去医院就诊。⑧服药3天症状无缓解，应去医院就诊。⑨对本品过敏者禁用，过敏体质者慎用。⑩本品性状发生改变时禁止使用。⑪儿童必须在成人监护下使用。⑫请将本品放在儿童不能接触到的地方。⑬如正在使用其他药品，使用本品前请咨询医师或药师。

【药物相互作用】如与其他药物同时使用可能会发生药物相互作用，详情请咨询医师或药师。

藿香正气水（口服液、软胶囊）

【主要成分】苍术、陈皮、厚朴（姜制）、白芷、茯苓、大腹皮、生半夏、甘草浸膏、广藿香油、紫苏叶油。

【功能主治】解表化湿，理气和中。用于外感风寒、内伤湿滞或夏伤暑湿所致的感冒，症见头痛昏重、胸膈痞闷、脘腹胀痛、呕吐泄泻；胃肠型感冒见上述证候者。

【规格】酊剂：每支装 10ml；合剂：每支装 10ml；软胶囊：每粒装 0.45g。

【用法用量】酊剂：口服，一次 5～10ml，一日 2 次，用时摇匀。合剂：口服，一次 5～10ml，一日 2 次，用时摇匀。软胶囊：口服，一次 2～4 粒，一日 2 次。

【不良反应】尚不明确。

【禁忌】尚不明确。

【注意事项】①忌烟、酒及辛辣、生冷、油腻食物，饮食宜清淡。②不宜在服药期间同时服用滋补性中药。③有高血压、心脏病、肝病、糖尿病、肾病等慢性病严重者应在医师指导下服用。④儿童、妊娠期妇女、哺乳期妇女、年老体弱者应在医师指导下服用。⑤吐泻严重者应及时去医院就诊。⑥本品含乙醇 40%～50%，服药后不得驾驶机、车、船，不得从事高空作业、机械作业及操作精密仪器。⑦严格按照用法用量服用，本品不宜长期服用。⑧服药 3 天症状无缓解，应去医院就诊。⑨对本品及乙醇过敏者禁用，过敏体质者慎用。⑩本品性状发生改变时禁止使用。⑪儿童必须在成人监护下使用。⑫请将本品放在儿童不能接触到的地方。⑬如正在使用其他药品，使用本品前请咨询医师或药师。

【药物相互作用】如与其他药物同时使用可能会发生药物相互作用，详情请咨询医师或药师。

十滴水

【主要成分】十滴水成方：樟脑、干姜、大黄、小茴香、肉桂、辣椒、桉油；辅料为乙醇。

【功能主治】健胃，祛暑。用于因中暑而引起的头晕，恶心，腹痛，胃肠不适。

【规格】酊剂：每瓶（支）装 5ml、10ml、100ml、500ml。

【用法用量】口服，一次 2～5ml，儿童酌减。

【不良反应】尚不明确。

【禁忌】妊娠期妇女忌服。

【注意事项】①饮食宜清淡，忌酒及辛辣、生冷、油腻食物。②不宜在服药期间同时服用滋补性中药。③有高血压、心脏病、肝病、糖尿病、肾病等慢性病严重者应在医师指导下服用。④儿童、哺乳期妇女、年老体弱者应在医师指导下服用。⑤驾驶员、高空作业者慎用。⑥严格按照用法用量服用，本品不宜长期服用。⑦服药 3 天症状无缓解，应去医院就诊。⑧对本品及乙醇过敏者禁用，过敏体质者慎用。⑨本品性状发生改变时禁止使用。⑩儿童必须在成人监护下使用。⑪请将本品放在儿童不能接触到的地方。⑫如正在使用其他药品，使用本品前请咨询医师或药师。

【药物相互作用】如与其他药物同时使用可能会发生药物相互作用，详情请咨询医师或药师。

四妙丸

【主要成分】苍术、牛膝、盐黄柏、薏苡仁。

【功能主治】清热利湿。用于湿热下注所致的痹病，症见足膝红肿，筋骨疼痛。

【规格】丸剂：每 15 丸重 1g。

【用法用量】口服，一次 6g（一次 1 袋），一日 2 次。

【不良反应】尚不明确。

【禁忌】尚不明确。

【注意事项】妊娠期妇女慎用。

【药物相互作用】尚不明确。

双黄连合剂（口服液、颗粒、胶囊、片）

【主要成分】金银花、黄芩、连翘；辅料为蔗糖、香精。

【功能主治】辛凉解表，清热解毒。用于外感风热引起的发热，咳嗽，咽痛。

【规格】合剂：每瓶装 100ml、200ml，每支装 10ml、20ml；颗粒剂：每袋装 5g（相当于净饮片 15g），每袋装 5g（相当于净饮片 30g）；胶囊：每粒装 0.4g；片剂：每片重 0.53g。

【用法用量】合剂：口服，一次 20ml（2 支），一日 3 次，小儿酌减或遵医嘱。颗粒剂：口服或开水冲服，一次 10g，一日 3 次；6 个月以下，一次 2～3g；6 个月至 1 岁，一次 3～4g；1～3 岁，一次 4～5g；3 岁以上儿童酌量或遵医嘱。胶囊：口服，一次 4 粒，一日 3 次。片剂：口服，一次 4 片，一日 3 次。

【不良反应】尚不明确。

【禁忌】尚不明确。

【注意事项】①忌烟、酒及辛辣、生冷、油腻食物。②不宜在服药期间同时服用滋补性中药。③风寒感冒者不适用，其表现为恶寒重，发热轻，无汗，头痛，鼻塞，流清涕，喉痒咳嗽。④高血压、心脏病、肝病、糖尿病、肾病等慢性病严重者应在医师指导下服用。⑤服药 3 天后或服药期间症状无改善，或症状加重，或出现新的严重症状如胸闷、心悸等应立即停药，并去医院就诊。⑥对本品过敏者禁用，过敏体质者慎用。⑦本品性状发生改变时禁止使用。⑧儿童必须在成人监护下使用。⑨请将本品放在儿童不能接触到的地方。⑩如正在使用其他药品，使用本品前请咨询医师或药师。

【药物相互作用】如与其他药物同时使用可能会发生药物相互作用，详情请咨询医师或药师。

银黄口服液（颗粒、胶囊、片）

【主要成分】金银花提取物（以绿原酸计）、黄芩提取物（以黄芩苷计）；辅料为蔗糖、苯甲酸钠、枸橼酸钠。

【功能主治】清热疏风，利咽解毒。用于外感风热、肺胃热盛所致的咽干、咽痛、喉核肿大、口渴、发热；急慢性扁桃体炎、急慢性咽炎、上呼吸道感染见上述证候者。

【规格】合剂：每支装 10ml；颗粒剂：每袋装 2g、4g；胶囊：每粒装 0.3g；片剂：每片重 0.25g。

【用法用量】合剂：口服，一次 10～20ml，一日 3 次；小儿酌减。颗粒剂：开水冲服，一次 1～2 袋，一日 2 次。胶囊：口服，一次 2～4 粒，一日 4 次。片剂：口服，一次 2～4 片，一日 4 次。

【不良反应】尚不明确。

【禁忌】对本品过敏者禁用，过敏体质者慎用。

【注意事项】①忌烟、酒及辛辣、鱼腥食物。②不宜在服药期间同时服用滋补性中药。③糖尿病患者及有高血压、心脏病、肝病、肾病等慢性病严重者应在医师指导下服用。④儿童、妊娠期妇女、哺乳期妇女、年老体弱者、脾虚便溏者应在医师指导下服用。⑤扁桃体有化脓或发热体温超过38.5℃的患者应去医院就诊。⑥服药3天症状无缓解，应去医院就诊。⑦本品性状发生改变时禁止使用。⑧儿童必须在成人监护下使用。⑨请将本品放在儿童不能接触到的地方。⑩如正在使用其他药品，使用本品前请咨询医师或药师。

【药物相互作用】如与其他药物同时使用可能会发生药物相互作用，详情请咨询医师或药师。

茵栀黄口服液（颗粒）

【主要成分】茵陈、栀子、黄芩苷、金银花提取物。

【功能主治】清热解毒，利湿退黄。用于湿热毒邪内蕴所致急性、迁延性、慢性肝炎和重症肝炎（Ⅰ型）。也可用于其他型重症肝炎的综合治疗。

【规格】合剂：每支装10ml（含黄芩苷0.4g）；颗粒剂：每袋装3g。

【用法用量】合剂：口服，一次10ml，一日3次。颗粒剂：开水冲服，一次6g，一日3次。

【不良反应】尚不明确。

【禁忌】尚不明确。

【注意事项】服药期间忌酒及辛辣之品。

【药物相互作用】如与其他药物同时使用可能会发生药物相互作用，详情请咨询医师或药师。

复方黄连素片

【主要成分】盐酸小檗碱、木香、吴茱萸、白芍。

【功能主治】清热燥湿，行气止痛，止痢止泻。用于大肠湿热，赤白下痢，里急后重或暴注下泻，肛门灼热；肠炎、痢疾见上述证候者。

【规格】片剂：每片含盐酸小檗碱30mg。

【用法用量】口服，一次4片，一日3次。

【不良反应】尚不明确。

【禁忌】尚不明确。

【注意事项】尚不明确。

【药物相互作用】如与其他药物同时使用可能会发生药物相互作用，详情请咨询医师或药师。

连花清瘟胶囊（颗粒）

【主要成分】大青叶、黄芩、牛蒡子、玄参、天花粉、淡竹叶、葛根、连翘、桔梗、柴胡等16味。

【功能主治】清瘟解毒，宣肺泄热。用于治疗流感属热毒袭肺证，症见发热或高热，恶寒，肌肉酸痛，鼻塞流涕，咳嗽，头痛，咽干咽痛，舌偏红，苔黄或黄腻等。

【规格】胶囊：每粒装 0.35g；颗粒剂：每袋装 6g。

【用法用量】胶囊：口服，一次 4 粒，一日 3 次。颗粒剂：口服，一次 1 袋，一日 3 次。

【不良反应】尚不明确。

【禁忌】尚不明确。

【注意事项】①忌烟、酒及辛辣、生冷、油腻食物。②不宜在服药期间同时服用滋补性中药。③风寒感冒者不适用。④高血压、心脏病患者慎用。有肝病、糖尿病、肾病等慢性病严重者应在医师指导下服用。⑤儿童、妊娠期妇女、哺乳期妇女、年老体弱者及脾虚便溏者应在医师指导下服用。⑥发热体温超过 38.5℃的患者，应去医院就诊。⑦严格按照用法用量服用，本品不宜长期服用。⑧服药 3 天症状无缓解，应去医院就诊。⑨对本品过敏者禁用，过敏体质者慎用。⑩本品性状发生改变时禁止使用。⑪儿童必须在成人监护下使用。⑫请将本品放在儿童不能接触到的地方。⑬如正在使用其他药品，使用本品前请咨询医师或药师。

【药物相互作用】如与其他药物同时使用可能会发生药物相互作用，详情请咨询医师或药师。

香连丸

【主要成分】萸黄连、木香；辅料为米醋。

【功能主治】清热燥湿，行气止痛。用于泄泻腹痛，便黄而黏。

【规格】丸剂：每 6 丸相当于原生药 3g，每 10 丸重 1.5g，每 12 丸重约 1g，每 20 丸重 1g，每 40 丸重约 3g，每 100 丸重 3g。

【用法用量】口服，一次 3～6g，一日 2～3 次。

【不良反应】尚不明确。

【禁忌】尚不明确。

【注意事项】①妊娠期妇女慎用。②忌辛辣、油腻食物。③按照用法用量服用，小儿、哺乳期妇女及年老体虚者应在医师指导下服用。④服药 3 天症状未改善，应去医院就诊。⑤对本品过敏者禁用，过敏体质者慎用。⑥本品性状发生改变时禁止服用。⑦儿童必须在成人监护下使用。⑧请将本品放在儿童不能接触到的地方。⑨如正在使用其他药品，使用本品前请咨询医师或药师。

【药物相互作用】如与其他药物同时使用可能会发生药物相互作用，详情请咨询医师或药师。

金芪降糖片（胶囊、颗粒）

【主要成分】黄连、黄芪、金银花。

【功能主治】清热益气。用于消渴病气虚内热证，症见口渴喜饮，易饥多食，气短乏力。轻、中型非胰岛素依赖型糖尿病见上述证候者。

【规格】片剂：每片重 0.56g；胶囊：每粒装 0.4g；颗粒剂：每袋装 5g。

【用法用量】片剂：饭前半小时口服，一次 7～10 片，一日 3 次，2 个月为 1 个疗程，或遵医嘱。胶囊：一次 6～8 粒，一日 3 次，疗程 2 个月或遵医嘱。颗粒剂：饭前半小时口服，一次 1 袋，一日 3 次，疗程 2 个月或遵医嘱。

【不良反应】尚不明确。

【禁忌】尚不明确。

【注意事项】①属阴阳两虚消渴者慎用。②重度 2 型糖尿病患者不宜使用。③服药期间忌食肥甘、辛辣之品，控制饮食，注意合理的饮食结构；忌烟、酒。④避免长期精神紧张；适当进行体育活动。⑤对重症病例，应合用其他降糖药物治疗，以防病情加重。⑥在治疗过程中，尤其是与西药降糖药联合用药时，要及时监测血糖，避免低血糖反应发生。⑦注意早期防治各种并发症，如糖尿病脑病、糖尿病心肌病、糖尿病肾病等，以防止病情恶化。

【药物相互作用】如与其他药物同时使用可能会发生药物相互作用，详情请咨询医师或药师。

❖ 温 里 剂 ❖

附子理中丸（片）

【主要成分】附子（制）、党参、炒白术、干姜、甘草；辅料为硬脂酸镁、蔗糖、滑石粉、虫白蜡、食用色素、桃胶。

【功能主治】温中健脾。用于脘腹冷痛，肢冷便溏。

【规格】丸剂：每丸重 9g，每 8 丸相当于原生药 3g，每袋装 6g；片剂：基片重 0.25g。

【用法用量】丸剂：口服，大蜜丸一次 1 丸，一日 2～3 次。片剂：口服，一次 6～8 片，一日 1～3 次。

【不良反应】尚不明确。

【禁忌】尚不明确。

【注意事项】①妊娠期妇女慎用。②不适用于急性肠胃炎，泄泻兼有大便不畅、肛门灼热者。③高血压、心脏病、肾病、咳喘、浮肿患者或正在接受其他药物治疗者应在医师指导下服用。④本品中有附子，服药后如有血压增高、头痛、心悸等症状，应立即停药，去医院就诊。⑤按照用法用量服用，小儿应在医师指导下服用。⑥慢性肠胃炎、泄泻患者服药 3 天症状未改善应去医院就诊。⑦对本品过敏者禁用，过敏体质者慎用。⑧本品性状发生改变时禁止使用。⑨儿童必须在成人监护下使用。⑩请将本品放在儿童不能接触到的地方。⑪如正在使用其他药品，使用本品前请咨询医师或药师。

【药物相互作用】如与其他药物同时使用可能会发生药物相互作用，详情请咨询医师或药师。

香砂养胃丸（颗粒、片）

【主要成分】木香、砂仁、白术、陈皮、茯苓、半夏（制）、醋香附、枳实（炒）、豆蔻（去壳）、姜厚朴、广藿香、甘草、生姜、大枣；辅料为滑石粉和四氧化三铁。

【功能主治】温中和胃。用于胃阳不足，湿阻气滞所致的胃痛、痞满，症见胃痛隐隐、脘闷不舒、呕吐酸水、嘈杂不适、不思饮食、四肢倦怠。

【规格】丸剂：每 8 丸相当于原药材 3g，每袋装 9g；颗粒剂：每袋装 5g；片剂：每片重 0.6g。

【用法用量】丸剂：口服，一次 9g，一日 2 次。颗粒剂：开水冲服，一次 1 袋，一日 2

次。片剂：口服，一次 4～8 片，一日 2 次。

【不良反应】尚不明确。

【禁忌】尚不明确。

【注意事项】①饮食宜清淡，忌酒及辛辣、生冷、油腻食物。②忌愤怒、忧郁，保持心情舒畅。③有高血压、心脏病、肝病、糖尿病、肾病等慢性病严重者应在医师指导下服用。④儿童、妊娠期妇女、哺乳期妇女、年老体弱者应在医师指导下服用。⑤胃痛严重者，应及时去医院就诊。⑥服药 3 天症状无缓解，应去医院就诊。⑦对本品过敏者禁用，过敏体质者慎用。⑧本品性状发生改变时禁止使用。⑨儿童必须在成人监护下使用。⑩请将本品放在儿童不能接触到的地方。⑪如正在使用其他药品，使用本品前请咨询医师或药师。

【药物相互作用】如与其他药物同时使用可能会发生药物相互作用，详情请咨询医师或药师。

香砂平胃丸（颗粒）

【主要成分】苍术、陈皮、厚朴（姜制）、木香、砂仁、甘草。

【功能主治】健脾，燥湿。用于胃脘胀痛。

【规格】丸剂：每袋（瓶）装 6g；颗粒剂：每袋装 5g、10g。

【用法用量】丸剂：口服，一次 1 袋，一日 1～2 次。颗粒剂：开水冲服，一次 10g，一日 2 次。

【不良反应】尚不明确。

【禁忌】尚不明确。

【注意事项】①脾胃阴虚者慎用，其表现为食欲不振，口干舌燥，手足心热等。②忌生冷食物。③重度胃痛者应在医师指导下服用。④按照用法用量服用，小儿及年老体虚者应在医师指导下服用。⑤服药 3 天症状未改善，应停止服用，并去医院就诊。⑥对本品过敏者禁用，过敏体质者慎用。⑦本品性状发生改变时禁止使用。⑧儿童必须在成人监护下使用。⑨请将本药品放在儿童不能接触到的地方。⑩如正在使用其他药品，使用本品前请咨询医师或药师。

【药物相互作用】如与其他药物同时使用可能会发生药物相互作用，详情请咨询医师或药师。

理中丸

【主要成分】党参、白术（土炒）、甘草（蜜炙）、炮姜。

【功能主治】温中散寒，健胃。用于脾胃虚寒，呕吐泄泻，胸满腹痛及消化不良见上述证候者。

【规格】丸剂：每丸重 9g，每 8 丸相当于原药材 3g。

【用法用量】口服，一次 8 丸，一日 3 次。

【不良反应】尚不明确。

【禁忌】妊娠期妇女禁用。

【注意事项】①饮食宜清淡，忌辛辣、生冷、油腻食物。②有慢性结肠炎、溃疡性结肠炎便脓血等慢性病史者，患泄泻后应去医院就诊。③有高血压、心脏病、糖尿病、肝病、肾病等慢性病严重者应在医师指导下服用。④服药 3 天症状无缓解，应去医院就诊。⑤儿童、年老体弱者应在医师指导下服用。⑥对本品过敏者禁用，过敏体质者慎用。⑦本品性状发生改变时禁止使用。⑧儿童必须在成人监护下使用。⑨请将本品放在儿童不能接触到的地方。⑩如正在使用其他药品，使用本品前请咨询医师或药师。

【药物相互作用】如与其他药物同时使用可能会发生药物相互作用，详情请咨询医师或药师。

参麦注射液

【主要成分】红参、麦冬。

【功能主治】益气固脱，养阴生津，生脉。用于治疗气阴两虚型休克、冠心病、病毒性心肌炎、慢性肺心病、粒细胞减少症。能提高肿瘤患者的免疫功能，与化疗药物合用时，有一定的增效作用，并能减少化疗药物所引起的毒副反应。

【规格】注射液：每支装 10ml、20ml，每瓶装 50ml、100ml。

【用法用量】肌内注射，一次 2～4ml，一日 1 次。静脉滴注，一次 10～60ml（用 5%葡萄糖注射液 250～500ml 稀释后应用）或遵医嘱。

【不良反应】①在使用本品期间，如果感到不适，要尽快告诉医师或药师。情况紧急可先停止使用。②过敏反应，如心慌、气短、胸闷、颜面潮红等。

【禁忌】对本品有过敏反应或严重不良反应病史者禁用。

【注意事项】①过敏体质者慎用。②妊娠期妇女慎用。③本品含有皂苷，摇动时产生泡沫是正常现象。④本品不能与其他药混合滴注。⑤静脉给药时应尽量采用静脉滴注，避免静脉注射，且剂量不宜过大，速度不宜过快。⑥静脉滴注时应小心，防止渗漏血管外而引起刺激疼痛；冬季可用 30℃温水预热，以免除物理性刺激。⑦使用本品应采用一次性输液器（带终端滤器）。⑧用药期间宜进低盐、低脂饮食，清淡、易消化食品，不要食用辛辣、油腻食物。⑨用药期间不要饮酒、吸烟。⑩多吃水果及富含纤维的食物，保持大便通畅。

【药物相互作用】①如果使用任何其他药品请告知医师或药师，包括任何从药房、超市或保健品商店购买的非处方药。②本品不宜与抗生素类药物混合使用。③本品含人参，不宜与含藜芦、五灵脂的药物同时使用。④用药期间不宜喝茶和吃萝卜，以防影响药效。⑤用药期间，忌烟、酒，忌食辛辣、油腻之物。⑥医师和药师应掌握更多参麦注射液应用注意事项。

生脉饮（颗粒、胶囊、注射液）

【主要成分】红参、麦冬、五味子；辅料为蔗糖、苯甲酸钠。

【功能主治】益气，养阴生津。用于气阴两亏，心悸气短，脉微自汗。

【规格】合剂：每支装 10ml；颗粒剂：每袋装 2g、10g；胶囊：每粒装 0.3g、0.35g；注射液：每支装 10ml、20ml。

【用法用量】合剂：口服，一次 10ml，一日 3 次。颗粒剂：开水冲服，一次 10g，一日 3次。胶囊：口服，一次 3 粒，一日 3 次。注射液：肌内注射，一次 2～4ml，一日 1～2 次；静脉滴注，一次 20～60ml，用 5%葡萄糖注射液 250～500ml 稀释后使用，或遵医嘱。

【不良反应】据文献报道本品偶见红色斑丘疹、瘙痒、面色潮红、角膜水肿、低血压、过敏性休克、呕吐、腹胀、静脉炎、多形性室性心动过速、窦性停搏。

【禁忌】对本品有过敏或严重不良反应病史者禁用。新生儿、婴幼儿禁用。对有实证及暑热等病热邪上感者，咳而尚有表证未解者禁用。

【注意事项】①忌油腻食物。②凡脾胃虚弱，呕吐泄泻、腹胀便溏、咳嗽痰多者慎用。③感冒患者不宜服用。④本品宜饭前服用。⑤按照用法用量服用，小儿、妊娠期妇女、高血压患者、糖尿病患者应在医师指导下服用。⑥服药2周或服药期间症状无改善，或症状加重，或出现新的严重症状，应立即停药并去医院就诊。⑦对本品过敏者禁用，过敏体质者慎用。⑧本品性状发生改变时禁止使用。⑨儿童必须在成人监护下使用。⑩请将本品放在儿童不能接触到的地方。⑪如正在使用其他药品，使用本品前请咨询医师或药师。⑫伴有糖尿病等特殊情况时，改用0.9%氯化钠注射液稀释后使用。⑬临床应用时，滴速不宜过快，儿童及年老体弱者以20~40滴/分为宜，成年人以40~60滴/分为宜，以防止不良反应的发生。⑭本品不宜与中药藜芦或五灵脂同时使用。⑮治疗期间，心绞痛持续发作，宜加服硝酸酯类药物或遵医嘱。⑯本品含有皂苷，摇动时产生泡沫是正常现象，不影响疗效。⑰本品稀释后及输注前均应对光检查，若出现浑浊或沉淀不得使用。⑱配制好后，请在4小时内使用。⑲本品不与其他药物在同一容器内混合使用。⑳输注本品前后，应用适量稀释液对输液管道进行冲洗，避免输液的前后两种药物在管道内混合，引起不良反应。㉑静脉滴注初始30分钟内应加强监护，发现不良反应及时停药，处理遵医嘱。

【药物相互作用】如与其他药物同时使用可能会发生药物相互作用，详情请咨询医师或药师。

稳心颗粒

【主要成分】党参、黄精、三七、琥珀、甘松。

【功能主治】益气养阴，定悸复脉，活血化瘀。主治气阴两虚兼心脉瘀阻所致的心悸不宁、气短乏力、头晕心悸、胸闷胸痛；心律失常、室性期前收缩、房性期前收缩等见上述证候者。

【规格】颗粒剂：每袋装5g、9g。

【用法用量】开水冲服，一次1袋，一日3次。疗程6周，或遵医嘱。

【不良反应】偶见轻度头晕、恶心，一般不影响用药。

【禁忌】尚不明确。

【注意事项】妊娠期妇女慎用。

【药物相互作用】如与其他药物同时使用可能会发生药物相互作用，详情请咨询医师或药师。

——❧ 化痰、止咳、平喘剂 ❧——

通宣理肺丸（颗粒、胶囊、片）

【主要成分】紫苏叶、前胡、桔梗、苦杏仁、麻黄、甘草、陈皮、半夏（制）、茯苓、枳壳（炒）、黄芩；辅料为蜂蜜。

【功能主治】解表散寒，宣肺止嗽。用于风寒束表，肺气不宣所致的感冒咳嗽，症见发热、恶寒、咳嗽、鼻塞流涕、头痛、无汗、肢体酸痛。

【规格】丸剂：每丸重6g，每100丸重10g，每8丸相当于原药材3g；颗粒剂：每袋装3g、9g；胶囊：每粒装0.36g；片剂：每片重0.3g。

【用法用量】丸剂：口服，一次2丸，一日2～3次。颗粒剂：开水冲服，一次3g，一日2次。胶囊：口服，一次2粒，一日2～3次。片剂：口服，一次4片，一日2～3次。

【不良反应】尚不明确。

【禁忌】尚不明确。

【注意事项】①忌烟、酒及辛辣、生冷、油腻食物。②不宜在服药期间同时服用滋补性中药。③风热或痰热咳嗽、阴虚干咳者不适用。④支气管扩张、肺脓疡、肺心病、肺结核患者出现咳嗽时应去医院就诊。⑤高血压、心脏病患者慎用。有肝病、糖尿病、肾病等慢性病严重者应在医师指导下服用。⑥儿童、妊娠期妇女、哺乳期妇女、年老体弱者应在医师指导下服用。⑦服药期间，若患者发热体温超过38.5℃，或出现喘促气急，或咳嗽加重、痰量明显增多应去医院就诊。⑧服药3天症状无缓解，应去医院就诊。⑨对本品过敏者禁用，过敏体质者慎用。⑩本品性状发生改变时禁止使用。⑪儿童必须在成人监护下使用。⑫请将本品放在儿童不能接触到的地方。⑬如正在使用其他药品，使用本品前请咨询医师或药师。

【药物相互作用】如与其他药物同时使用可能会发生药物相互作用，详情请咨询医师或药师。

寒喘祖帕颗粒

【主要成分】神香草、铁线蕨、甘草浸膏、小茴香、芹菜子、胡芦巴、芸香草、玫瑰花、荨麻子。

【功能主治】镇咳，化痰，温肺止喘。用于急性感冒，寒性乃孜来所致的咳嗽及异常黏液质性哮喘。

【规格】颗粒剂：每袋装6g、10g、12g。

【用法用量】口服，一次6g，一日2次。

【不良反应】尚不明确。

【禁忌】尚不明确。

【注意事项】尚不明确。

【药物相互作用】尚不明确。

蛇胆川贝液

【主要成分】蛇胆汁、平贝母；辅料为蜂蜜、杏仁水、薄荷脑、甜菊素。

【功能主治】祛风止咳，除痰散结。用于肺热咳嗽，痰多，气喘，胸闷，咳痰不爽或久咳不止。

【规格】糖浆剂、合剂：每支装10ml。

【用法用量】口服，一次10ml，一日2次，小儿酌减。

【不良反应】尚不明确。

【禁忌】尚不明确。

【注意事项】①忌食辛辣、油腻之物。②本品适用于肺热咳嗽，其表现为咳嗽，咳痰不爽，痰黏稠。③支气管扩张、肺脓疡、肺心病、肺结核患者应在医师指导下服用。④服用 1 周症状无改善，应停止服用，去医院就诊。⑤服药期间若患者出现高热，体温超过 38℃，或出现喘促气急，或咳嗽加重，痰量明显增多应到医院就诊。⑥妊娠期妇女、体质虚弱者慎用。⑦对本品过敏者禁用，过敏体质者慎用。⑧药品性状发生改变时禁止服用。⑨儿童必须在成人监护下使用。⑩请将此药品放在儿童不能接触到的地方。⑪如正在服用其他药品，使用本品前请咨询医师或药师。

【药物相互作用】如与其他药物同时使用可能会发生药物相互作用，详情请咨询医师或药师。

橘红丸（颗粒、胶囊、片）

【主要成分】化橘红、陈皮、半夏（制）、茯苓、甘草、桔梗、苦杏仁、炒紫苏子、紫菀、款冬花、瓜蒌皮、浙贝母、地黄、麦冬、石膏；辅料为蜂蜜。

【功能主治】清肺，化痰，止咳。用于痰热咳嗽，痰多，色黄黏稠，胸闷口干。

【规格】丸剂：每丸重 3g、6g，每 100 丸重 10g；颗粒剂：每袋装 11g；胶囊：每粒装 0.5g；片剂：每片重 0.3g、0.6g。

【用法用量】丸剂：口服，一次 2 丸（每丸重 6g），一日 2 次。颗粒剂：开水冲服，一次 1 袋，一日 2 次。胶囊：口服，一次 5 粒，一日 2 次。片剂：口服，一次 6 片，一日 2 次。

【不良反应】尚不明确。

【禁忌】尚不明确。

【注意事项】①忌烟、酒及辛辣、生冷、油腻食物。②不宜在服药期间同时服用滋补性中药。③气虚咳喘及阴虚燥咳者不适用。④支气管扩张、肺脓疡、肺心病、肺结核患者出现咳嗽时应去医院就诊。⑤有高血压、心脏病、肝病、糖尿病、肾病等慢性病严重者应在医师指导下服用。⑥儿童、妊娠期妇女、哺乳期妇女、年老体弱者应在医师指导下服用。⑦服药期间，若患者发热体温超过 38.5℃，或出现喘促气急，或咳嗽加重、痰量明显增多应去医院就诊。⑧服药 3 天症状无缓解，应去医院就诊。⑨对本品过敏者禁用，过敏体质者慎用。⑩本品性状发生改变时禁止使用。⑪儿童必须在成人监护下使用。⑫请将本品放在儿童不能接触到的地方。⑬如正在使用其他药品，使用本品前请咨询医师或药师。

【药物相互作用】如与其他药物同时使用可能会发生药物相互作用，详情请咨询医师或药师。

急支糖浆（颗粒）

【主要成分】鱼腥草、金荞麦、四季青、麻黄、紫菀、前胡、枳壳、甘草；辅料为蔗糖、苯甲酸、山梨酸钾。

【功能主治】清热化痰，宣肺止咳。用于外感风热所致的咳嗽，症见发热、恶寒、胸膈满闷、咳嗽咽痛；急性支气管炎、慢性支气管炎急性发作见上述证候者。

【规格】糖浆剂：每瓶装 100ml、200ml；颗粒剂：每袋装 4g。

【用法用量】糖浆剂：口服，一次 20～30ml，一日 3～4 次；儿童 1 岁以内一次 5ml，1～3 岁一次 7ml，3～7 岁一次 10ml，7 岁以上一次 15ml，一日 3～4 次。颗粒剂：口服，一次 4g，一日 3～4 次。

【不良反应】尚不明确。

【禁忌】尚不明确。

【注意事项】①忌烟、酒及辛辣、生冷、油腻食物。②不宜在服药期间同时服用滋补性中药。③支气管扩张、肺脓疡、肺心病、肺结核患者出现咳嗽时应去医院就诊。④高血压、心脏病患者慎用。⑤糖尿病患者及有肝病、肾病等慢性病严重者应在医师指导下服用。⑥儿童、妊娠期妇女、哺乳期妇女、年老体弱者应在医师指导下服用。⑦服药期间，若患者发热体温超过38.5℃，或出现喘促气急，或咳嗽加重、痰量明显增多应去医院就诊。⑧服药3天症状无缓解，应去医院就诊。⑨对本品过敏者禁用，过敏体质者慎用。⑩本品性状发生改变时禁止使用。⑪儿童必须在成人监护下使用。⑫请将本品放在儿童不能接触到的地方。⑬如正在使用其他药品，使用本品前请咨询医师或药师。⑭运动员慎用。

【药物相互作用】如与其他药物同时使用可能会发生药物相互作用，详情请咨询医师或药师。

养阴清肺丸（膏、颗粒）

【主要成分】地黄、麦冬、玄参、川贝母、白芍、牡丹皮、薄荷、甘草；辅料为蜂蜜。

【功能主治】养阴润燥，清肺利咽。用于阴虚肺燥，咽喉干痛，干咳少痰。

【规格】丸剂：每丸重9g，每100丸重10g；煎膏剂：每瓶装50g、150g，每瓶装80ml、100ml；颗粒剂：每袋装6g、15g。

【用法用量】丸剂：口服，一次1丸，一日2次。煎膏剂：口服，一次10～20ml，一日2～3次。颗粒剂：口服，一次1袋，一日2次。

【不良反应】尚不明确。

【禁忌】尚不明确。

【注意事项】①忌烟、酒及辛辣、生冷、油腻食物。②支气管扩张、肺脓疡、肺心病、肺结核患者出现咳嗽时应去医院就诊。③有高血压、心脏病、肝病、糖尿病、肾病等慢性病严重者应在医师指导下服用。④儿童、妊娠期妇女、哺乳期妇女、年老体弱者应在医师指导下服用。⑤服药期间，若患者发热体温超过38.5℃，或出现喘促气急，或咳嗽加重、痰量明显增多应去医院就诊。⑥服药7天症状无缓解，应去医院就诊。⑦对本品过敏者禁用，过敏体质者慎用。⑧本品性状发生改变时禁止使用。⑨儿童必须在成人监护下使用。⑩请将本品放在儿童不能接触到的地方。⑪如正在使用其他药品，使用本品前请咨询医师或药师。

【药物相互作用】如与其他药物同时使用可能会发生药物相互作用，详情请咨询医师或药师。

二母宁嗽丸（颗粒、片）

【主要成分】二母宁嗽成方：川贝母、知母、石膏、栀子（炒）、黄芩、桑白皮（蜜炙）、茯苓、瓜蒌子（炒）、陈皮、枳实（麸炒）、甘草（蜜炙）、五味子（蒸）；辅料为蜂蜜。

【功能主治】清肺润燥，化痰止咳。用于咳嗽痰黄，不易咯出，胸闷气促，咽喉疼痛。

【规格】丸剂：每丸重9g，每100丸重10g；颗粒剂：每袋装3g、10g；片剂：每片重0.55g。

【用法用量】丸剂：口服，一次1丸，一日2次。颗粒剂：开水冲服，一次1袋，一日2

次。片剂：口服，一次 4 片，一日 2 次。

【不良反应】尚不明确。

【禁忌】尚不明确。

【注意事项】①忌烟、酒及辛辣食物。②外感风寒，痰涎壅盛者禁用，其表现为咳嗽气急，痰多稀薄色白，易咳出，伴鼻塞，流清涕，头身疼痛，恶寒发热。③有支气管扩张、肺脓疡、肺结核、肺心病的患者及妊娠期妇女应在医师指导下服用。④服用 3 天，症状无改善，应停止服用，并去医院就诊。⑤按照用法用量服用，小儿、年老体虚者应在医师指导下服用。⑥对本品过敏者禁用，过敏体质者慎用。⑦本品性状发生改变时禁止使用。⑧儿童必须在成人监护下使用。⑨请将本品放在儿童不能接触到的地方。⑩如正在使用其他药品，使用本品前请咨询医师或药师。

【药物相互作用】如与其他药物同时使用可能会发生药物相互作用，详情请咨询医师或药师。

润肺膏

【主要成分】莱阳梨清膏、党参、炙黄芪、紫菀（蜜炙）、百部（蜜炙）、川贝母；辅料为蔗糖、蜂蜜。

【功能主治】润肺益气，止咳化痰。用于肺虚气弱，胸闷不畅，久咳痰嗽，气喘自汗。

【规格】煎膏剂：每瓶装 250g。

【用法用量】口服或开水冲服，一次 15g，一日 2 次。

【不良反应】尚不明确。

【禁忌】尚不明确。

【注意事项】①忌辛辣、油腻食物。②本品适用于气虚咳嗽，其表现为咳嗽短气，咳声低弱，痰吐稀薄，自汗畏风，体虚乏力。③支气管扩张、肺脓疡、肺心病、肺结核、糖尿病患者应在医师指导下服用。④服用 1 周症状无改善，应停止服用，去医院就诊。⑤服药期间，若患者出现寒热表现，或出现喘促气急，或咳嗽加重，痰量明显增多应到医院就诊。⑥长期服用，应向医师或药师咨询。⑦对本品过敏者禁用，过敏体质者慎用。⑧本品性状发生改变时禁止使用。⑨儿童必须在成人监护下使用。⑩请将本品放在儿童不能接触到的地方。⑪如正在使用其他药品，使用本品前请咨询医师或药师。⑫用法用量，可遵医嘱。

【药物相互作用】如与其他药物同时使用可能会发生药物相互作用，详情请咨询医师或药师。

强力枇杷膏（蜜炼）、强力枇杷露

【主要成分】枇杷叶、罂粟壳、百部、白前、桑白皮、桔梗、薄荷脑、吗啡。

【功能主治】养阴敛肺，镇咳祛痰。用于久咳劳嗽，支气管炎等。

【规格】煎膏剂（膏滋）：每瓶装 180g、240g、300g；糖浆剂：每瓶装 100ml、150ml、250ml、330ml。

【用法用量】煎膏剂（膏滋）：口服，一次 20g，一日 3 次。糖浆剂：口服，一次 15ml，一日 3 次，小儿酌减。

【不良反应】尚不明确。

【禁忌】儿童、妊娠期妇女、哺乳期妇女禁用；糖尿病患者禁服。

【注意事项】①忌烟、酒及辛辣、生冷、油腻食物。②不宜在服药期间同时服用滋补性中药。③支气管扩张、肺脓疡、肺心病、肺结核患者出现咳嗽时应去医院就诊。④本品不宜长期服用，服药3天症状无缓解，应去医院就诊。⑤严格按照用法用量服用，年老体弱者应在医师指导下服用。⑥对本品过敏者禁用，过敏体质者慎用。⑦本品性状发生改变时禁止使用。⑧请将本品放在儿童不能接触到的地方。⑨如正在使用其他药品，使用本品前请咨询医师或药师。

【药物相互作用】如与其他药物同时使用可能会发生药物相互作用，详情请咨询医师或药师。

清宣止咳颗粒

【主要成分】桑叶、薄荷、苦杏仁（炒）、桔梗、白芍、枳壳、陈皮、紫菀、甘草；辅料为蔗糖、糊精。

【功能主治】疏风清热，宣肺止咳。用于小儿外感风热咳嗽，症见咳嗽，咯痰，发热或鼻塞，流涕，微恶风寒，咽红或痛。

【规格】颗粒剂：每袋装10g。

【用法用量】开水冲服，1～3岁一次1/2包，4～6岁一次3/4包，7～14岁一次1包，一日3次。

【不良反应】尚不明确。

【禁忌】糖尿病患儿禁服。

【注意事项】①忌辛辣、生冷、油腻食物。②婴儿应在医师指导下服用。③脾虚易腹泻者慎服。④风寒袭肺咳嗽不适用，症见发热恶寒、鼻流清涕、咳嗽痰白等。⑤服药3天症状无缓解，应去医院就诊。⑥对本品过敏者禁用，过敏体质者慎用。⑦本品性状发生改变时禁止使用。⑧儿童必须在成人监护下使用。⑨请将本品放在儿童不能接触到的地方。⑩如正在使用其他药品，使用本品前请咨询医师或药师。

【药物相互作用】如与其他药物同时使用可能会发生药物相互作用，详情请咨询医师或药师。

杏贝止咳颗粒

【主要成分】麻黄（蜜炙）、苦杏仁、桔梗、前胡、浙贝母、百部、北沙参、木蝴蝶、甘草。

【功能主治】清宣肺气，止咳化痰。用于外感咳嗽属表寒里热证，症见微恶寒、发热、咳嗽、咯痰、痰稠质黏、口干苦、烦躁等。

【规格】颗粒剂：每袋装4g。

【用法用量】开水冲服，一次1袋，一日3次。疗程7天。

【不良反应】尚不明确。

【禁忌】尚不明确。

【注意事项】尚不明确。

【药物相互作用】如与其他药物同时使用可能会发生药物相互作用，详情请咨询医师或药师。

苏黄止咳胶囊

【主要成分】麻黄、紫苏叶、地龙、枇杷叶、紫苏子、蝉蜕、前胡、牛蒡子、五味子。

【功能主治】疏风宣肺，止咳利咽。用于风邪犯肺，肺气失宣所致的咳嗽，咽痒，痒时咳嗽，或呛咳阵作，气急，遇冷空气、异味等因素突发或加重，或夜卧晨起咳剧，多呈反复发作，干咳无痰或少痰，舌苔薄白等；感冒后咳嗽及咳嗽变异型哮喘见上述证候者。

【规格】每粒装 0.45g。

【用法用量】口服，一次 3 粒，一日 3 次。疗程 7～14 天。

【不良反应】偶见恶心、呕吐，胃部不适，便秘，咽干。

【禁忌】服药期间忌辛辣等刺激性食物。妊娠期妇女忌用。

【注意事项】尚无研究数据表明本品对外感发热、咽炎、慢性阻塞性肺疾病、肺癌、肺结核等有效。尚无研究数据支持本品可用于 65 岁以上和 18 岁以下患者，以及妊娠期或哺乳期妇女。尚无研究数据支持本品可用于儿童咳嗽变异型哮喘。高血压、心脏病患者慎服。运动员慎用。

【药物相互作用】尚不明确。

蛤蚧定喘丸（胶囊）

【主要成分】蛤蚧、瓜蒌子、紫菀、麻黄、醋鳖甲、黄芩、甘草、麦冬、黄连、百合、炒紫苏子、石膏、炒苦杏仁、煅石膏；辅料为蜂蜜。

【功能主治】滋阴清肺，止咳平喘。用于肺肾两虚，阴虚肺热所致的虚劳咳喘、气短烦热、胸满郁闷、自汗盗汗。

【规格】丸剂：每丸重 9g，每 60 丸重 9g；胶囊：每粒装 0.5g。

【用法用量】丸剂：口服，小蜜丸一次 9g，一日 2 次。胶囊：口服，一次 3 粒，一日 2 次，或遵医嘱。

【不良反应】尚不明确。

【禁忌】运动员慎用。

【注意事项】①忌烟、酒及辛辣、生冷、油腻食物。②本品用于虚劳咳嗽，咳嗽新发者不适用。③支气管扩张、肺脓疡、肺心病、肺结核患者出现咳嗽时应去医院就诊。④高血压、心脏病患者慎用。⑤有肝病、糖尿病、肾病等慢性病严重者应在医师指导下服用。⑥儿童、妊娠期妇女、哺乳期妇女、年老体弱及脾虚便溏者应在医师指导下服用。⑦服药期间，若患者发热体温超过 38.5℃，或出现喘促气急，或咳嗽加重，痰量明显增多应去医院就诊。⑧若哮喘急性发作，或胸闷严重者应及时去医院就诊。⑨服药 7 天症状无缓解，应去医院就诊。⑩对本品过敏者禁用，过敏体质者慎用。⑪本品性状发生改变时禁止使用。⑫儿童必须在成人监护下使用。⑬请将本品放在儿童不能接触到的地方。⑭如正在使用其他药品，使用本品前请咨询医师或药师。

【药物相互作用】如与其他药物同时使用可能会发生药物相互作用，详情请咨询医师或药师。

桂龙咳喘宁胶囊（片）

【主要成分】桂枝、龙骨、白芍、生姜、大枣、炙甘草、牡蛎、黄连、法半夏、瓜蒌皮、炒苦杏仁。

【功能主治】止咳化痰，降气平喘。用于外感风寒、痰湿阻肺引起的咳嗽、气喘、痰涎壅盛；急慢性支气管炎见上述证候者。

【规格】胶囊：每粒装 0.5g（相当于饮片 1.67g）；片剂：每片重 0.41g。

【用法用量】胶囊：口服，一次 3 粒，一日 3 次。片剂：口服，一次 4 片，一日 3 次。

【不良反应】尚不明确。

【禁忌】尚不明确。

【注意事项】①用药期间忌烟、酒及猪肉、生冷食物。②不宜在服药期间同时服用滋补性中药。③支气管扩张、肺脓疡、肺心病、肺结核患者出现咳嗽时应去医院就诊。④高血压、心脏病、肝病、糖尿病、肾病等慢性病严重者应在医师指导下服用。⑤服药期间，若患者发热体温超过 38.5℃，或出现喘促气急，或咳嗽加重、痰量明显增多应去医院就诊。⑥儿童、妊娠期妇女、哺乳期妇女、老年体弱者应在医师指导下服用。⑦服药 3 天症状无缓解，应去医院就诊。⑧对本品过敏者禁用，过敏体质者慎用。⑨药品性状发生改变时禁止服用。⑩儿童必须在成人监护下使用。⑪请将本品放在儿童不能接触到的地方。⑫如正在服用其他药品，使用本品前请咨询医师或药师。

【药物相互作用】如与其他药物同时使用可能会发生药物相互作用，详情请咨询医师或药师。

开　窍　剂

安宫牛黄丸

【主要成分】牛黄、水牛角浓缩粉、人工麝香、珍珠、朱砂、雄黄、黄连、黄芩、栀子、郁金、冰片。

【功能主治】清热解毒，镇惊开窍。用于热病，邪入心包，高热惊厥，神昏谵语；中风昏迷及脑炎、脑膜炎、中毒性脑病、脑出血、败血症见上述证候者。

【规格】丸剂：每丸重 1.5g、3g。

【用法用量】口服，一次 1 丸，一日 1 次；小儿 3 岁以内一次 1/4 丸，4～6 岁一次 1/2 丸，一日 1 次；或遵医嘱。

【不良反应】尚不明确。

【禁忌】尚不明确。

【注意事项】妊娠期妇女慎用。运动员慎用。

【药物相互作用】尚不明确。

清开灵颗粒（胶囊、软胶囊、片、注射液）

【主要成分】胆酸、珍珠母、猪去氧胆酸、栀子、水牛角、板蓝根、黄芩苷、金银花。

【功能主治】清热解毒，镇静安神。用于外感风热所致的发热，烦躁不安，咽喉肿痛；上呼吸道感染、病毒性感冒、急性咽炎见上述证候者。

【规格】颗粒剂：每袋装 3g（含黄芩苷 20mg）；胶囊：每粒装 0.25g（含黄芩苷 10mg）；

软胶囊：每粒装 0.2g（含黄芩苷 10mg）、0.4g（含黄芩苷 20mg）；片剂：每片重 0.5g（含黄芩苷 20mg）；注射液：每支装 2ml、10ml。

【用法用量】颗粒剂：口服，一次 1～2 袋，一日 2～3 次。胶囊：口服，一次 2～4 粒，一日 3 次。软胶囊：口服，一次 1～2 粒，一日 3 次。片剂：口服，一次 1～2 片，一日 3 次，儿童酌减或遵医嘱。注射液：肌内注射，一日 2～4ml。重症患者静脉滴注，一日 20～40ml，以 10%葡萄糖注射液 200ml 或氯化钠注射液 100ml 稀释后使用。

【不良反应】尚不明确。

【禁忌】妊娠期妇女禁用。

【注意事项】①忌烟、酒及辛辣、生冷、油腻食物。②不宜在服药期间同时服用滋补性中药。③风寒感冒者不适用，其表现为恶寒重，发热轻，无汗，头痛，鼻塞，流清涕，喉痒咳嗽。④高血压、心脏病患者慎服；平素脾胃虚寒及久病体虚患者如出现腹泻时慎服。⑤肝病、肾病等慢性病严重者应在医师指导下服用。⑥服药 3 天症状无缓解，应去医院就诊。⑦儿童、年老体弱者应在医师指导下服用。⑧对本品过敏者禁用，过敏体质者慎用。⑨本品性状发生改变时禁止服用。⑩儿童必须在成人监护下使用。⑪请将本品放在儿童不能接触到的地方。⑫如正在使用其他药品，使用本品前请咨询医师或药师。

【药物相互作用】到目前为止，已确认清开灵注射液不能与硫酸庆大霉素、青霉素钾、肾上腺素、间羟胺、乳糖酸红霉素、多巴胺、洛贝林、硫酸美芬丁胺等药物配伍使用。

安脑丸（片）

【主要成分】人工牛黄、猪胆汁粉、朱砂、冰片、水牛角浓缩粉、珍珠、黄芩、黄连、栀子、雄黄、郁金、石膏、赭石、珍珠母、薄荷脑。

【功能主治】清热解毒，醒脑安神，豁痰开窍，镇惊息风。用于高热神昏，烦躁谵语，抽搐惊厥，脑卒中窍闭，头痛眩晕；对于高血压及一切急性炎症伴有高热不退，神志昏迷者均有显效。

【规格】丸剂：每丸重 3g，每 11 丸重 3g；片剂：薄膜衣片每片重 0.5g。

【用法用量】丸剂：口服，一次 1～2 丸，一日 2 次，或遵医嘱，小儿酌减。片剂：口服，一次 4 片，一日 2～3 次，或遵医嘱，小儿酌减。

【不良反应】尚不明确。

【禁忌】尚不明确。

【注意事项】尚不明确。

【药物相互作用】尚不明确。

苏合香丸

【主要成分】苏合香、安息香、冰片、水牛角浓缩粉、人工麝香、檀香、沉香、丁香、香附、木香、乳香（制）、荜茇、白术、诃子肉、朱砂。

【功能主治】芳香开窍，行气止痛。用于中风，中暑，痰厥昏迷，心胃气痛。

【规格】丸剂：每丸重 2.4g、3g。

【用法用量】口服，一次 2.5g，一日 1～2 次。

【不良反应】尚不明确。

【禁忌】妊娠期妇女禁用。

【注意事项】运动员慎用。

【药物相互作用】尚不明确。

礞石滚痰丸

【主要成分】金礞石（煅）、沉香、黄芩、熟大黄。

【功能主治】逐痰降火。用于痰火扰心所致的癫狂惊悸，或喘咳痰稠、大便秘结。

【规格】丸剂：每袋（瓶）装 6g。

【用法用量】口服，一次 6～12g，一日 1 次。

【不良反应】尚不明确。

【禁忌】妊娠期妇女忌服。

【注意事项】尚不明确。

【药物相互作用】尚不明确。

❖ 扶 正 剂 ❖

补中益气丸（颗粒）

【主要成分】炙黄芪、党参、炙甘草、当归、白术（炒）、升麻、柴胡、陈皮、生姜、大枣；辅料为糊精。

【功能主治】补中益气，升阳举陷。用于脾胃虚弱，中气下陷，体倦乏力，食少腹胀，久泻。

【规格】丸剂：每丸重 9g，每 8 丸相当于原生药 3g，每袋装 6g；颗粒剂：每袋装 3g。

【用法用量】丸剂：口服，一次 1 袋（6g），一日 2～3 次。颗粒剂：口服，一次 3g，一日 2～3 次。

【不良反应】尚不明确。

【禁忌】尚不明确。

【注意事项】①忌不易消化食物。②感冒发热者不宜服用。③有高血压、心脏病、肝病、糖尿病、肾病等慢性病严重者应在医师指导下服用。④儿童、妊娠期妇女应在医师指导下服用。⑤服药 4 周症状无缓解，应去医院就诊。⑥对本品过敏者禁用，过敏体质者慎用。⑦本品性状发生改变时禁止使用。⑧儿童必须在成人监护下使用。⑨请将本品放在儿童不能接触到的地方。⑩如正在使用其他药品，使用本品前请咨询医师或药师。

【药物相互作用】如与其他药物同时使用可能会发生药物相互作用，详情请咨询医师或药师。

参苓白术散（丸、颗粒）

【主要成分】人参、茯苓、白术（炒）、山药、白扁豆（炒）、莲子、薏苡仁（炒）、砂仁、桔梗、甘草。

【功能主治】补脾胃，益肺气。用于脾胃虚弱，食少便溏，气短咳嗽，肢倦乏力。

【规格】散剂：每袋装 3g、6g、9g；丸剂：每 100 丸重 6g；颗粒剂：每袋装 3g、6g。

【用法用量】散剂：口服，一次 6～9g，一日 2～3 次。丸剂：口服，一次 6g，一日 3 次。颗粒剂：口服，一次 6～12g，一日 2 次，小儿酌减。

【不良反应】尚不明确。

【禁忌】尚不明确。

【注意事项】①忌不易消化食物。②感冒发热者不宜服用。③有高血压、心脏病、肝病、糖尿病、肾病等慢性病严重者应在医师指导下服用。④儿童、妊娠期妇女、哺乳期妇女应在医师指导下服用。⑤服药 4 周症状无缓解，应去医院就诊。⑥对本品过敏者禁用，过敏体质者慎用。⑦本品性状发生改变时禁止使用。⑧儿童必须在成人监护下使用。⑨请将本品放在儿童不能接触到的地方。⑩如正在使用其他药品，使用本品前请咨询医师或药师。

【药物相互作用】如与其他药物同时使用可能会发生药物相互作用，详情请咨询医师或药师。

肾衰宁胶囊（片、颗粒）

【主要成分】太子参、黄连、法半夏、陈皮、茯苓、大黄、丹参、牛膝、红花、甘草。

【功能主治】益气健脾，活血化瘀，通腑泄浊。用于脾胃气虚、浊瘀内阻、升降失调所致的面色萎黄、腰痛倦怠、恶心呕吐、食欲不振、小便不利、大便黏滞；慢性肾功能不全见上述证候者。

【规格】胶囊：每粒装 0.35g；片剂：每片重 0.43g（相当于饮片 2.4g）、0.36g；颗粒剂：每袋装 5g。

【用法用量】胶囊：口服，一次 4～6 粒，一日 3～4 次，小儿酌减。片剂：口服，一次 4～6 片，一日 3～4 次，45 天为一疗程，小儿酌减。颗粒剂：开水冲服，一次 1 袋，一日 3～4 次，45 天为一疗程，小儿酌减。

【不良反应】尚不明确。

【禁忌】有出血症状者，禁用。

【注意事项】①妊娠期妇女禁用。②服药期间，慎用植物蛋白类食物，如豆类等相关食品。③服药后大便次数略有增加，以每日 2～3 次为宜，超过 4 次者需减量服用。④小儿必须在成人监护下服用或遵医嘱。⑤药品保存时应避免高温、阳光直射。

【药物相互作用】如与其他药物同时使用可能会发生药物相互作用，详情请咨询医师或药师。

香砂六君丸

【主要成分】木香、砂仁、党参、白术（炒）、茯苓、炙甘草、陈皮、半夏（制）。

【功能主治】益气健脾，和胃。用于脾虚气滞，消化不良，嗳气食少，脘腹胀满，大便溏泄。

【规格】丸剂：每 8 丸相当于原生药 3g，每袋装 6g、9g，每 100 丸重 6g。

【用法用量】口服，一次 6～9g，一日 2～3 次。

【不良反应】尚不明确。

【禁忌】尚不明确。

【注意事项】①饮食宜清淡，忌酒及辛辣、生冷、油腻食物。②有高血压、心脏病、肝病、糖尿病、肾病等慢性病严重者应在医师指导下服用。③儿童、妊娠期妇女、哺乳期妇女、年老体弱者应在医师指导下服用。④服药 3 天症状无缓解，应去医院就诊。⑤对本品过敏者禁用，过敏体质者慎用。⑥本品性状发生改变时禁止使用。⑦儿童必须在成人监护下使用。⑧请将本品放在儿童不能接触到的地方。⑨如正在使用其他药品，使用本品前请咨询医师或药师。

【药物相互作用】如与其他药物同时使用可能会发生药物相互作用，详情请咨询医师或药师。

安胃疡胶囊

【主要成分】甘草黄酮类化合物；辅料为淀粉。

【功能主治】补中益气，解毒生肌。主治胃及十二指肠球部溃疡。对虚寒型和气滞型患者有较好的疗效，并可用于溃疡愈合后的维持治疗。

【规格】胶囊：每粒含黄酮类化合物 0.2g。

【用法用量】口服，一次 2 粒，一日 4 次（三餐后和睡前）。

【不良反应】尚不明确。

【禁忌】尚不明确。

【注意事项】尚不明确。

【药物相互作用】尚不明确。

益气和胃胶囊

【主要成分】黄芪（蜜炙）、丹参、党参、黄芩、枳壳（炒）、白芍（炒）、白术（麸炒）、仙鹤草、甘草（蜜炙）、檀香。

【功能主治】健脾和胃，通络止痛。用于慢性非萎缩性胃炎脾胃虚弱兼胃热瘀阻证，症见胃脘痞满胀痛、食少纳呆、大便溏薄、体倦乏力、舌淡苔薄黄、脉细。

【规格】胶囊：每粒装 0.5g。

【用法用量】口服，一次 4 粒，一日 3 次。

【不良反应】尚不明确。

【禁忌】尚不明确。

【注意事项】①饮食宜清淡，忌酒及辛辣、生冷、油腻食物。②忌愤怒、忧郁，保持心情舒畅。③有高血压、心脏病、肝病、糖尿病、肾病等慢性病患者应在医师指导下服用。④本品尚无妊娠期及哺乳期妇女、儿童的有效性和安全性研究数据，以上患者应去医院就诊。⑤本品尚无幽门螺杆菌（Hp）根除疗效的充分研究数据，以上患者应去医院就诊。⑥年老体弱者应在医师指导下服用。⑦胃痛严重者，应及时去医院就诊。⑧服药 4 周症状无缓解，应去医院就诊。⑨对本品过敏者禁用，过敏体质者慎用。⑩本品性状发生改变时禁止使用。⑪请将本品放在儿童不能接触到的地方。⑫如正在使用其他药品，使用本品前请咨询医生或药师。

【药物相互作用】如与其他药物同时使用可能会发生药物相互作用，详情请咨询医师或药师。

摩罗丹

【主要成分】百合、茯苓、玄参、乌药、泽泻、麦冬、当归、白术、茵陈、白芍、石斛、九节菖蒲、川芎、三七、地榆、延胡索、蒲黄、鸡内金；辅料为蜂蜜。

【功能主治】和胃降逆，健脾消胀，通络定痛。用于胃疼，胀满，痞闷，纳呆，嗳气，烧心。

【规格】丸剂：每丸重9g，每55丸重约9g，每16丸重1.84g（相当于生药材4.5g）。

【用法用量】口服，一次1～2丸，一日3次，饭前用米汤或温开水送下。

【不良反应】尚不明确。

【禁忌】尚不明确。

【注意事项】①饮食宜清淡，忌烟、酒及辛辣、生冷、油腻食物。②忌情绪激动及生闷气。③有高血压、心脏病、肝病、糖尿病、肾病等慢性病严重者应在医师指导下服用。④儿童、哺乳期妇女、年老体弱者应在医师指导下服用。⑤服药3天症状未缓解，应去医院就诊。⑥对本品过敏者禁用，过敏体质者慎用。⑦本品性状发生改变时禁止使用。⑧儿童必须在成人监护下使用。⑨请将本品放在儿童不能接触到的地方。⑩如正在使用其他药品，使用本品前请咨询医师或药师。⑪咀嚼服用，忌整丸吞服。

【药物相互作用】如与其他药物同时使用可能会发生药物相互作用，详情请咨询医师或药师。

归脾丸（合剂）

【主要成分】党参、炒白术、炙黄芪、炙甘草、茯苓、制远志、炒酸枣仁、龙眼肉、当归、木香、大枣（去核）；辅料为蜂蜜。

【功能主治】益气健脾，养血安神。用于心脾两虚证，症见气短心悸、失眠多梦、头昏头晕、肢倦乏力、食欲不振。

【规格】丸剂：每丸重9g，每8丸相当于原生药3g，每袋装6g、9g，每瓶装60g、120g；合剂：每支装10ml，每瓶装100ml。

【用法用量】丸剂：用温开水或生姜汤送服，水蜜丸一次6g，一日3次。合剂：口服，一次10～20ml，一日3次；用时摇匀。

【不良反应】有引起消化道不适及皮疹的病例报告。

【禁忌】尚不明确。

【注意事项】①忌不易消化食物。②感冒发热者不宜服用。③有高血压、心脏病、肝病、糖尿病、肾病等慢性病者应在医师指导下服用。④有口渴、尿黄、便秘等内热表现者不宜服用。⑤儿童、妊娠期妇女、哺乳期妇女应在医师指导下服用。⑥服药4周症状无缓解，应去医院就诊。⑦服药期间如症状加重或出现其他不适应到医院就诊。⑧对本品过敏者禁用，过敏体质者慎用。⑨本品性状发生改变时禁止使用。⑩儿童必须在成人监护下使用。⑪请将本品放在儿童不能接触到的地方。⑫如正在使用其他药品，使用本品前请咨询医师或药师。

【药物相互作用】如与其他药物同时使用可能会发生药物相互作用，详情请咨询医师或药师。

健脾生血颗粒（片）

【主要成分】党参、茯苓、白术（炒）、甘草、黄芪、山药、鸡内金（炒）、龟甲（醋制）、麦冬、南五味子（醋制）、龙骨、牡蛎（煅）、大枣、硫酸亚铁（$FeSO_4 \cdot 7H_2O$）；辅料为蔗糖、维生素C、枸橼酸、β-环糊精。

【功能主治】健脾和胃，养血安神。用于小儿脾胃虚弱及心脾两虚型缺铁性贫血；成人气血两虚型缺铁性贫血。症见面色萎黄或无华，食少纳呆，腹胀脘闷，大便不调，烦躁多汗，倦怠乏力。

【规格】颗粒剂：每袋装5g；片剂：每片重0.6g。

【用法用量】颗粒剂：饭后用开水冲服，1岁以内一次2.5g（1/2袋），1～3岁一次5g（1袋），3～5岁一次7.5g（1.5袋），5～12岁一次10g（2袋），成人一次15g（3袋），一日3次或遵医嘱，4周为一疗程。

【不良反应】服药期间，部分患儿可出现牙齿颜色变黑，停药后可逐渐消失。可排黑便，因铁与肠内硫化氢结合生成黑色硫化铁，从而使大便变黑，患者无须顾虑。可见上腹疼痛、便秘。少数患儿服药后，可见短暂性食欲下降、恶心、呕吐、轻度腹泻，多可自行缓解。

【禁忌】非缺铁性贫血（如地中海贫血）患者禁用。

【注意事项】①忌茶，忌油腻食物。②感冒患者不宜服用。③勿与含鞣酸类药物合用。④本品含硫酸亚铁，下列情况慎用：酒精中毒、肝炎、急性感染、肠道感染、胰腺炎、胃与十二指肠溃疡、溃疡性肠炎。⑤本品宜饭后服用。⑥糖尿病患者及有高血压、心脏病、肝病、肾病等慢性病严重者应在医师指导下服用。⑦按照用法用量服用，妊娠期妇女及哺乳期妇女应在医师指导下服用。⑧服药2周或服药期间症状无改善，或症状加重，或出现新的严重症状，应立即停药并去医院就诊。⑨对本品过敏者禁用，过敏体质者慎用。⑩本品性状发生改变时禁止使用。⑪儿童必须在成人监护下使用。⑫请将本品放在儿童不能接触到的地方。⑬如正在使用其他药品，使用本品前请咨询医师或药师。

【药物相互作用】如与其他药物同时使用可能会发生药物相互作用，详情请咨询医师或药师。

六味地黄丸（颗粒、胶囊）

【主要成分】熟地黄、酒萸肉、牡丹皮、山药、茯苓、泽泻。

【功能主治】滋阴补肾。用于肾阴亏损，头晕耳鸣，腰膝酸软，骨蒸潮热，盗汗遗精。

【规格】丸剂：每丸重9g，每8丸重1.44g（相当于饮片3g），每袋装6g、9g，每瓶装60g、120g；颗粒剂：每袋装5g；胶囊：每粒装0.3g、0.5g。

【用法用量】丸剂：口服，一次8丸，一日3次。颗粒剂：开水冲服，一次5g，一日2次。胶囊：口服，一次1粒，一日2次。

【不良反应】尚不明确。

【禁忌】尚不明确。

【注意事项】①忌辛辣食物。②不宜在服药期间服感冒药。③服药期间出现食欲不振，胃脘不适，大便稀，腹痛等症状时，应去医院就诊。④服药2周症状未改善，应去医院就诊。⑤按照用法用量服用，妊娠期妇女、小儿应在医师指导下服用。⑥对本品过敏者禁用，过敏体质者慎用。⑦本品性状发生改变时禁止使用。⑧儿童必须在成人监护下使用。⑨请将本品放在儿童不能接触到的地方。⑩如正在使用其他药品，使用本品前请咨询医师或药师。

【药物相互作用】如与其他药物同时使用可能会发生药物相互作用，详情请咨询医师或药师。

知柏地黄丸

【主要成分】熟地黄、山茱萸（制）、山药、牡丹皮、茯苓、泽泻、知母、黄柏。

【功能主治】滋阴降火。用于阴虚火旺，潮热盗汗，口干咽痛。

【规格】丸剂：每丸重9g，每10丸重1.7g，每袋装6g、9g，每瓶装60g，每8丸相当于原生药3g。

【用法用量】口服，一次8丸，一日3次。

【不良反应】尚不明确。

【禁忌】尚不明确。

【注意事项】①忌不易消化食物。②感冒发热患者不宜服用。③有高血压、心脏病、肝病、糖尿病、肾病等慢性病严重者应在医师指导下服用。④儿童、妊娠期妇女、哺乳期妇女应在医师指导下服用。⑤服药4周症状无缓解，应去医院就诊。⑥对本品过敏者禁用，过敏体质者慎用。⑦本品性状发生改变时禁止使用。⑧儿童必须在成人监护下使用。⑨请将本品放在儿童不能接触到的地方。⑩如正在使用其他药品，使用本品前请咨询医师或药师。

【药物相互作用】如与其他药物同时使用可能会发生药物相互作用，详情请咨询医师或药师。

杞菊地黄丸（胶囊、片）

【主要成分】枸杞子、菊花、熟地黄、酒萸肉、牡丹皮、山药、茯苓、泽泻；辅料为蜂蜜。

【功能主治】滋阴养肾。用于肝肾阴亏，眩晕耳鸣，羞明畏光，迎风流泪，视物昏花。

【规格】丸剂：每丸重9g，每8丸相当于原药材3g，每袋装6g、9g，每瓶装60g、120g；胶囊：每粒装0.3g；片剂：片芯重0.3g。

【用法用量】丸剂：口服，小蜜丸一次9g，一日2次。胶囊：口服，一次5～6粒，一日3次。片剂：口服，一次3～4片，一日3次。

【不良反应】尚不明确。

【禁忌】尚不明确。

【注意事项】①忌不易消化食物。②感冒发热患者不宜服用。③有高血压、心脏病、肝病、糖尿病、肾病等慢性病严重者应在医师指导下服用。④儿童、妊娠期妇女、哺乳期妇女应在医师指导下服用。⑤服药4周症状无缓解，应去医院就诊。⑥对本品过敏者禁用，过敏体质者慎用。⑦本品性状发生改变时禁止使用。⑧儿童必须在成人监护下使用。⑨请将本品放在儿童不能接触到的地方。⑩如正在使用其他药品，使用本品前请咨询医师或药师。

【药物相互作用】如与其他药物同时使用可能会发生药物相互作用，详情请咨询医师或药师。

生血宝合剂（颗粒）

【主要成分】制何首乌、女贞子、桑椹、墨旱莲、白芍、黄芪、狗脊。

【功能主治】滋补肝肾，益气生血。用于肝肾不足、气血两虚所致的神疲乏力、腰膝疲软、头晕耳鸣、心悸、气短、失眠、咽干、纳差食少；放、化疗所致的白细胞减少、缺铁性贫血见上述证候者。

【规格】合剂：每瓶装 100ml；颗粒剂：每袋装 4g、8g。

【用法用量】合剂：口服，一次 15ml，一日 3 次，用时摇匀。颗粒剂：开水冲服，一次 8g，一日 2～3 次。

【不良反应】尚不明确。

【禁忌】尚不明确。

【注意事项】尚不明确。

【药物相互作用】如与其他药物同时使用可能会发生药物相互作用，详情请咨询医师或药师。

百令胶囊（片）

【主要成分】发酵冬虫夏草菌粉。

【功能主治】补肺肾，益精气。用于肺肾两虚引起的咳嗽，气喘，咯血，腰背酸痛；慢性支气管炎、慢性肾功能不全的辅助治疗。

【规格】胶囊：每粒装 0.2g、0.5g；片剂：每片重 0.45g（相当于发酵冬虫夏草菌粉 0.2g）、0.44g。

【用法用量】胶囊：口服，一次 5～15 粒，一日 3 次；用于慢性肾功能不全者，一次 10 粒，一日 3 次，疗程 8 周。片剂：口服，一次 5～15 片，一日 3 次。

【不良反应】个别患者咽部不适；恶心腹痛、腹泻等。

【禁忌】凡阴虚火旺、血分有热、胃火炽盛、肺有痰热、外感热病者禁用。

【注意事项】①忌油腻食物。②本品宜饭前服用。③按照用法用量服用，妊娠期妇女、小儿应在医师指导下服用。④药品性状发生改变时禁止服用。⑤儿童必须在成人监护下使用。⑥请将此药品放在儿童不能接触到的地方。⑦如正在服用其他药品，使用本品前请咨询医师或药师。

【药物相互作用】如与其他药物同时使用可能会发生药物相互作用，详情请咨询医师或药师。

金水宝胶囊（片）

【主要成分】发酵虫草菌粉（Cs-4）。

【功能主治】补益肺肾，秘精益气。用于肺肾两虚，精气不足，久咳虚喘，神疲乏力，不寐健忘，腰膝酸软，月经不调，阳痿早泄；慢性支气管炎见上述证候者。

【规格】胶囊：每粒装 0.33g；片剂：每片重 0.42g（含发酵虫草菌粉 0.25g）、0.75g（含发酵虫草菌粉 0.5g）。

【用法用量】胶囊：口服，一次 3 粒，一日 3 次；用于慢性肾功能不全者，一次 6 粒，一日 3 次。片剂：口服，一次 4 片，一日 3 次；用于慢性肾功能不全者，一次 8 片，一日 3 次，或遵医嘱。

【不良反应】尚不明确。

【禁忌】尚不明确。

【注意事项】①忌不易消化食物。②感冒发热患者不宜服用。③有高血压、心脏病、肝病、糖尿病、肾病等慢性病严重者应在医师指导下服用。④儿童、妊娠期妇女、哺乳期妇女应在医师指导下服用。⑤服药 4 周症状无缓解，应去医院就诊。⑥对本品过敏者禁用，过敏体质者慎用。⑦本品性状发生改变时禁止使用。⑧儿童必须在成人监护下使用。⑨请将本品放在儿童不能接触到的地方。⑩如正在使用其他药品，使用本品前请咨询医师或药师。

【药物相互作用】如与其他药物同时使用可能会发生药物相互作用，详情请咨询医师或药师。

金匮肾气丸（片）

【主要成分】地黄、山药、酒萸肉、茯苓、牡丹皮、泽泻、桂枝、附子（炙）、牛膝（去头）、盐车前子。

【功能主治】温补肾阳，化气行水。用于肾虚水肿，腰膝酸软，小便不利，畏寒肢冷。

【规格】丸剂：每丸重 6g，每 100 丸重 20g；片剂：每片重 0.27g。

【用法用量】丸剂：口服，一次 4~5g（20~25 丸），一日 2 次。片剂：口服，一次 4 片，一日 2 次。

【不良反应】尚不明确。

【禁忌】妊娠期妇女忌服。

【注意事项】妊娠期妇女忌服，忌房欲、气恼。忌生冷食物。

【药物相互作用】尚不明确。

四神丸（片）

【主要成分】肉豆蔻（煨）、补骨脂（盐炒）、五味子（醋制）、吴茱萸（制）、大枣（去核）。

【功能主治】温肾散寒，涩肠止泻。用于肾阳不足所致的泄泻，症见肠鸣腹胀、五更溏泻、食少不化、久泻不止、面黄肢冷。

【规格】丸剂：每袋装 9g；片剂：每片重 0.3g、0.6g。

【用法用量】丸剂：口服，一次 9g，一日 1~2 次。片剂：口服，一次 4 片，一日 2 次。

【不良反应】尚不明确。

【禁忌】尚不明确。

【注意事项】尚不明确。

【药物相互作用】尚不明确。

济生肾气丸

【主要成分】牛膝、附子、熟地黄、山茱萸、盐泽泻、茯苓、盐车前子、肉桂、牡丹皮、山药、淀粉、滑石粉、硬脂酸镁。

【功能主治】温肾化气，利水消肿。用于肾虚水肿，腰膝酸重，小便不利，痰饮喘咳。

【规格】丸剂：每丸重9g，每袋装6g。

【用法用量】口服，一次6丸，一日3次。

【不良反应】尚不明确。

【禁忌】妊娠期妇女禁服。

【注意事项】尚不明确。

【药物相互作用】尚不明确。

八珍丸（颗粒、胶囊）

【主要成分】党参、白术（炒）、茯苓、甘草、当归、白芍、川芎、熟地黄。

【功能主治】补气益血。用于气血两虚，面色萎黄，四肢乏力。

【规格】丸剂：每丸重9g，每8丸相当于原生药3g，每袋装6g，每瓶装60g；颗粒剂：每袋装3.5g、8g；胶囊：每粒装0.4g。

【用法用量】丸剂：口服，一次1袋，一日2次。颗粒剂：开水冲服，一次1袋，一日2次。胶囊：口服，一次3粒，一日2次。

【不良反应】尚不明确。

【禁忌】尚不明确。

【注意事项】①妊娠期妇女慎用。②不宜和感冒类药同时服用。③服本药时不宜同时服用藜芦或其制剂。④本品为气血双补之药，性质较黏腻，有碍消化，故咳嗽痰多、脘腹胀痛、纳食不消、腹胀便溏者忌服。⑤本品宜饭前服用或进食时服用。⑥按照用法用量服用，高血压患者、小儿及年老体虚者应在医师指导下服用。⑦服药期间出现食欲不振，恶心呕吐，腹胀便溏者应去医院就诊。⑧对本品过敏者禁用，过敏体质者慎用。⑨本品性状发生改变时禁止使用。⑩儿童必须在成人监护下使用。⑪请将本品放在儿童不能接触到的地方。⑫如正在使用其他药品，使用本品前请咨询医师或药师。

【药物相互作用】如与其他药物同时使用可能会发生药物相互作用，详情请咨询医师或药师。

消渴丸

【主要成分】葛根、地黄、黄芪、天花粉、玉米须、南五味子、山药、格列本脲。

【功能主治】滋肾养阴，益气生津。用于气阴两虚所致的消渴病，症见多饮、多尿、多食、消瘦、体倦乏力、眠差、腰痛；2型糖尿病见上述证候者。

【规格】丸剂：每10丸重2.5g（含格列本脲2.5mg）。

【用法用量】口服，一次5～10丸，一日2～3次。饭前用温开水送服。或遵医嘱。

【不良反应】文献报道主要为低血糖反应，其诱因为进餐延迟、剧烈体力活动，或药物剂量过大，以及合用一些可增加低血糖发生率的药物（见"注意事项"）。发生低血糖反应后，进食、饮糖水通常可缓解。在肝肾功能不全、年老、体弱者，若剂量偏大（对成年患者的一般剂量对年老、体弱者即可能过量），则可引起严重低血糖。偶见药疹。偶见轻度恶心、呕吐等消化道反应。罕见脱发。

【禁忌】①妊娠期妇女、哺乳期妇女不宜服用。②1型糖尿病患者，2型糖尿病患者伴有酮症酸中毒、昏迷、严重烧伤、感染、严重外伤和重大手术者禁用。③肝肾功能不全者、对磺胺类药物过敏者、白细胞减少者禁用。

【注意事项】本品含格列本脲，严格按处方药使用，并注意监测血糖。本品是中西药复方制剂，鉴于尚无充分的临床研究数据证实本复方制剂可以减低或消除其中格列本脲的不良反应，故罗列以下相关内容，以提示医师、患者在使用本品时予以关注。①本品服用量应根据病情从每次 5 丸起逐渐递增。②每次服用量不超过 10 丸，每日不超过 30 丸；至疗效满意时，可逐渐减少每次服用量或减少服用次数至每日 2 次的维持剂量。③每日服用 2 次时，应在早餐及午餐前各服用 1 次，晚餐前尽量不服用。④请在医生指导下，进行服量控制。⑤年龄超过 65 岁的糖尿病患者对低血糖耐受差，对此类糖尿病患者用药时应密切注意避免低血糖反应。⑥其血糖控制标准略宽于一般人，空腹血糖<7.8mmol/L（140mg/dl），餐后 2 小时血糖<11.1mmol/L（200mg/dl）即可。

用药期间应定期监测血糖、尿糖、尿酮体、尿蛋白和肝肾功能、血常规，并进行眼科检查。体质虚弱、高热、恶心和呕吐、肾上腺皮质功能减退或垂体前叶功能减退者慎用。出现低血糖症状时，可采用以下措施：①补充葡萄糖，轻者立即口服葡萄糖，如无葡萄糖，可予口服甜果汁、糖水；重者静脉注射葡萄糖。要观察到患者意识恢复。②胰升糖素治疗，胰升糖素皮下、肌内或静脉注射，由于其作用时间较短，且会再次出现低血糖，因此在注射后仍要补充葡萄糖或进食，需继续观察，以保证患者完全脱离危险期。

【药物相互作用】本品不宜与其他磺脲类药物合用。本品与下列药物合用，可增加低血糖的发生：①抑制磺脲类药物由尿中排泄，如治疗痛风的丙磺舒、别嘌醇；②延迟磺脲类药物的代谢，如乙醇、H_2 受体阻滞剂（西咪替丁、雷尼替丁）、氯霉素、抗真菌药咪康唑、抗凝药。磺脲类药物与乙醇同服可引起腹痛、恶心、呕吐、头痛以及面部潮红（尤以使用氯磺丙脲时），与香豆素类抗凝剂合用时，开始二者血浆浓度皆升高，以后二者血浆浓度皆减少，故应按情况调整两药的用量；促使与血浆白蛋白结合的磺脲类药物分离出来，如水杨酸盐、贝特类降血脂药；药物本身具有致低血糖作用：乙醇、水杨酸类、胍乙啶、单胺氧化酶抑制剂、奎尼丁；合用其他降血糖药物：胰岛素、二甲双胍、阿卡波糖、胰岛素增敏剂；β 受体阻滞剂可干扰低血糖时机体的升血糖反应，阻碍肝糖酵解，同时又可掩盖低血糖的警觉症状。本品与下列药物合用，可增加高血糖的发生：①糖皮质激素、雌激素、噻嗪类利尿剂、苯妥英钠、利福平；②β 受体阻滞剂可拮抗磺脲类药物的促胰岛素分泌作用，故也可致高血糖。

贞芪扶正颗粒（胶囊）

【主要成分】女贞子、黄芪。

【功能主治】补气养阴。用于久病虚损，气阴不足。配合手术、放射、化学治疗，可促进正常功能的恢复。

【规格】颗粒剂：每袋装 5g、15g；胶囊：每 6 粒相当于原生药 12.5g。

【用法用量】颗粒剂：口服，一次 1 袋，一日 2 次。胶囊：口服，一次 6 粒，一日 2 次。

【不良反应】尚不明确。

【禁忌】尚不明确。

【注意事项】本品极易吸潮，用后请立即加盖并拧紧。

【药物相互作用】如与其他药物同时使用可能会发生药物相互作用，详情请咨询医师或药师。

参芪降糖颗粒（胶囊、片）

【主要成分】人参（茎叶）皂苷、五味子、山药、地黄、麦冬、黄芪、覆盆子、茯苓、天花粉、泽泻、枸杞子。

【功能主治】益气养阴，滋脾补肾。主治消渴症，用于 2 型糖尿病。

【规格】颗粒剂：每袋装 3g；胶囊：每粒装 0.35g；片剂：每片重 0.35g。

【用法用量】颗粒剂：口服，一次 1g，一日 3 次，1 个月为一疗程，效果不显著或治疗前症状较重者，每次用量可达 3g，一日 3 次。胶囊：口服，一次 3 粒，一日 3 次，1 个月为一疗程，效果不显著或治疗前症状较重者，每次用量可达 8 粒，一日 3 次。片剂：口服，一次 3 片，一日 3 次，1 个月为一疗程，效果不显著或治疗前症状较重者，每次用量可达 8 片，一日 3 次。

【不良反应】尚不明确。

【禁忌】有实热证者禁用，待实热证退后可以用。

【注意事项】尚不明确。

【药物相互作用】如与其他药物同时使用可能会发生药物相互作用，详情请咨询医师或药师。

天芪降糖胶囊

【主要成分】天芪降糖成方：黄芪、天花粉、女贞子、石斛、人参、地骨皮、黄连（酒蒸）、山茱萸、墨旱莲、五倍子。

【功能主治】益气养阴，清热生津。用于 2 型糖尿病气阴两虚证，症见倦怠乏力，口渴喜饮，五心烦热，自汗，盗汗，气短懒言，心悸失眠。

【规格】胶囊：每粒装 0.32g。

【用法用量】口服，一次 5 粒，一日 3 次，8 周为一疗程，或遵医嘱。

【不良反应】偶见胃脘不适。

【禁忌】妊娠期妇女禁服。

【注意事项】定期复查血糖。

【药物相互作用】如与其他药物同时使用可能会发生药物相互作用，详情请咨询医师或药师。

津力达颗粒

【主要成分】人参、黄精、苍术（炒）、苦参、麦冬、地黄、制何首乌、山茱萸、茯苓、佩兰、黄连、知母、淫羊藿（炙）、丹参、葛根、荔枝核、地骨皮。

【功能主治】益气养阴，健脾运津。本品用于 2 型糖尿病气阴两虚证，症见口渴多饮，消谷易饥，尿多，形体渐瘦，倦怠乏力，自汗盗汗，五心烦热，便秘等。

【规格】颗粒剂：每袋装 9g。

【用法用量】开水冲服，一次 1 袋，一日 3 次，8 周为一疗程，或遵医嘱。对已经使用西药的患者，可合并使用本品，并根据血糖情况，酌情调整西药用量。

【不良反应】尚不明确。

【禁忌】忌食肥甘厚味、油腻食物。

【注意事项】妊娠期妇女慎用，定期复查血糖。

【药物相互作用】如与其他药物同时使用可能会发生药物相互作用，详情请咨询医师或药师。

益气维血胶囊（片、颗粒）

【主要成分】血红素铁、黄芪、大枣。

【功能主治】补血益气。用于面色萎黄或苍白，头晕目眩，神疲乏力，少气懒言。

【规格】胶囊：每粒装 0.45g；片剂：每片重 0.57g；颗粒剂：每袋装 10g。

【用法用量】胶囊：成人一次 4 粒，一日 3 次；3 岁以上儿童一次 4 粒，一日 2 次；3 岁以下儿童一次 2 粒，一日 2 次；或遵医嘱。片剂：口服、嚼服或打碎服用。成人一次 4 片，一日 3 次；儿童一次 4 片，一日 2 次；或遵医嘱。颗粒剂：口服，成人一次 1 袋，一日 3 次；3 岁以上儿童一次 1 袋，一日 2 次；3 岁以下儿童一次 1/2 袋，一日 2 次；或遵医嘱。

【不良反应】偶见恶心呕吐、腹泻、便秘，可自行缓解或停药后症状消失。

【禁忌】尚不明确。

【注意事项】①忌油腻食物。②凡脾胃虚弱，呕吐泄泻，腹胀便溏，咳嗽痰多者慎用。③感冒患者不宜服用。④益气维血胶囊宜饭前服用。⑤按照用法用量服用，妊娠期妇女、高血压患者、糖尿病患者应在医师指导下服用。⑥服药 2 周或服药期间症状无改善，或症状加重，或出现新的严重症状，应立即停药并去医院就诊。⑦药品性状发生改变时禁止服用。⑧儿童必须在成人监护下使用。⑨请将本品放在儿童不能接触到的地方。⑩如正在服用其他药品，使用益气维血胶囊前请咨询医师或药师。

【药物相互作用】如与其他药物同时使用可能会发生药物相互作用，详情请咨询药师或医师。

芪苈强心胶囊

【主要成分】黄芪、人参、附子、丹参、葶苈子、泽泻、玉竹、桂枝、红花、香加皮、陈皮。

【功能主治】益气温阳，活血通络，利水消肿。用于冠心病、高血压所致轻、中度充血性心力衰竭证属阳气虚乏，络瘀水停者，症见心慌气短，动则加剧，夜间不能平卧，下肢浮肿，倦怠乏力，小便短少，口唇青紫，畏寒肢冷，咳吐稀白痰。

【规格】胶囊：每粒装 0.3g。

【用法用量】口服，一次 4 粒，一日 3 次。

【不良反应】尚不明确。

【禁忌】尚不明确。

【注意事项】临床应用时，如果正在服用其他治疗心力衰竭的药物，不宜突然停用。打开防潮袋后，请注意防潮。

【药物相互作用】尚不明确。

安 神 剂

天王补心丸（片）

【主要成分】丹参、当归、石菖蒲、党参、茯苓、五味子、麦冬、天冬、地黄、玄参、远志、酸枣仁、柏子仁、桔梗、甘草、朱砂。

【功能主治】滋阴养血，补心安神。用于心阴不足，心悸健忘，失眠多梦，大便干燥。

【规格】丸剂：每丸重9g，每8丸相当于原生药3g，每袋装6g、9g，每瓶装60g、120g；片剂：每片重0.5g。

【用法用量】丸剂：口服，小蜜丸一次9g，一日2次。片剂：口服，一次4～6片，一日2次。

【不良反应】尚不明确。

【禁忌】尚不明确。

【注意事项】尚不明确。

【药物相互作用】如与其他药物同时使用可能会发生药物相互作用，详情请咨询医师或药师。

柏子养心丸

【主要成分】柏子仁、党参、炙黄芪、川芎、当归、茯苓、制远志、酸枣仁、肉桂、醋五味子、半夏曲、炙甘草、朱砂。

【功能主治】补气，养血，安神。用于心气虚寒，心悸易惊，失眠多梦，健忘。

【规格】丸剂：每丸重9g，每袋装6g、9g，每瓶装60g、120g。

【用法用量】口服，一次1丸，一日2次。

【不良反应】尚不明确。

【禁忌】尚不明确。

【注意事项】本片含朱砂、半夏，应在医师指导下按规定量服用。

【药物相互作用】如与其他药物同时使用可能会发生药物相互作用，详情请咨询医师或药师。

枣仁安神颗粒（胶囊）

【主要成分】酸枣仁（炒）、丹参、五味子（醋炙）；辅料为糊精。

【功能主治】补心安神。用于失眠，头晕，健忘。

【规格】颗粒剂：每袋装5g；胶囊：每粒装0.45g。

【用法用量】颗粒剂：开水冲服，一次1袋，临睡前服。胶囊：口服，一次5粒，一日1次，临睡前服用。

【不良反应】尚不明确。

【禁忌】由于消化不良所导致的睡眠差者忌用。

【注意事项】①妊娠期妇女慎用。②按照用法用量服用，糖尿病患者、小儿应在医师指导下服用。③服药2周症状未缓解，应去医院就诊。④对本品过敏者禁用，过敏体质者慎用。⑤本品性状发生改变时禁止使用。⑥儿童必须在成人监护下使用。⑦请将本品放在儿童不能接触到的地方。⑧如正在使用其他药品，使用本品前请咨询医师或药师。

【药物相互作用】如与其他药物同时使用可能会发生药物相互作用，详情请咨询医师或药师。

乌灵胶囊

【主要成分】乌灵菌粉。

【功能主治】补肾健脑，养心安神。用于心肾不交所致的失眠、健忘、心悸心烦、神疲乏力、腰膝酸软、头晕耳鸣、少气懒言、脉细或沉无力；神经衰弱见上述证候者。

【规格】胶囊：每粒装0.33g。

【用法用量】口服，一次3粒，一日3次，或遵医嘱。

【不良反应】尚不明确。

【禁忌】尚不明确。

【注意事项】①忌烟、酒及辛辣、油腻食物。②服药期间要保持乐观情绪，切忌生气恼怒。③有高血压、心脏病、糖尿病、肝病、肾病等慢性病严重者应在医师指导下服用。④妊娠期妇女慎用。儿童及年老体弱者应在医师指导下服用。⑤服药7天症状无缓解，应去医院就诊。⑥对本品过敏者禁用，过敏体质者慎用。⑦本品性状发生改变时禁止使用。⑧儿童必须在成人监护下使用。⑨请将本品放在儿童不能接触到的地方。⑩如正在使用其他药品，使用本品前请咨询医师或药师。

【药物相互作用】如与其他药物同时使用可能会发生药物相互作用，详情请咨询医师或药师。

——— 止 血 剂 ———

槐角丸

【主要成分】槐角（炒）、地榆（炭）、黄芩、枳壳（炒）、当归、防风；辅料为炼蜜。

【功能主治】消肠疏风，凉血止血。用于血热所致的肠风便血、痔疮肿痛。

【规格】丸剂：每丸重9g，每袋装6g、9g。

【用法用量】口服，水蜜丸一次6g，一日2次。

【不良反应】部分患者服药后有轻度腹泻。

【禁忌】尚不明确。

【注意事项】①忌烟、酒及辛辣、油腻、刺激性食物。②保持大便通畅。③儿童、妊娠期妇女、哺乳期妇女、年老体弱者及脾虚大便溏者应在医师指导下服用。④有高血压、心脏病、肝病、糖尿病、肾病等慢性病严重者应在医师指导下服用。⑤内痔出血过多或原因不明的便血者应去医院就诊。⑥服药3天症状无缓解，应去医院就诊。⑦对本品过敏者禁用，过敏体质者慎用。⑧本品性状发生改变时禁止使用。⑨儿童必须在成人监护下使用。⑩请将本品放在儿童不能接触到的地方。⑪如正在使用其他药品，使用本品前请咨询医师或药师。

【药物相互作用】如与其他药物同时使用可能会发生药物相互作用，详情请咨询医师或药师。

升血小板胶囊

【主要成分】青黛、连翘、仙鹤草、牡丹皮、甘草。

【功能主治】清热解毒，凉血止血，散瘀消斑。用于原发性血小板减少性紫癜。症见全身瘀点或瘀斑，发热烦渴，小便短赤，大便秘结，或见鼻衄，齿衄，舌红苔黄，脉滑数或弦数。

【规格】胶囊：每粒装 0.45g。

【用法用量】口服，一次 4 粒，一日 3 次。

【不良反应】尚不明确。

【禁忌】妊娠期妇女忌服。

【注意事项】骨髓巨核细胞减少型血小板减少症及白细胞减少者慎用。定期复查血常规。

【药物相互作用】如与其他药物同时使用可能会发生药物相互作用，详情请咨询医师或药师。

祛 瘀 剂

血栓通胶囊（注射液）、注射用血栓通（冻干）

【主要成分】三七总皂苷。

【功能主治】活血祛瘀；扩张血管，改善血液循环。用于视网膜中央静脉阻塞，脑血管病后遗症，内眼病，眼前房出血等。

【规格】胶囊：每粒装 0.18g（含三七总皂苷 100mg）；注射液：每支装 2ml：70mg（三七总皂苷），每支装 5ml：175mg（三七总皂苷）；注射用无菌粉末：每瓶（支）装 100mg、150mg、250mg。

【用法用量】胶囊：口服，一次 1～2 粒，一日 3 次。注射液：静脉注射，一次 2～5ml，以氯化钠注射液 20～40ml 稀释后使用，一日 1～2 次；静脉滴注，一次 2～5ml，用 10%葡萄糖注射液 250～500ml 稀释后使用，一日 1～2 次；肌内注射，一次 2～5ml，一日 1～2 次；理疗：一次 2ml，加注射用水 3ml，从负极导入。临用前用注射用水或氯化钠注射液适量使溶解。注射用无菌粉末：静脉注射，一次 150mg，用氯化钠注射液 30～40ml 稀释，一日 1～2 次，或遵医嘱；静脉滴注，一次 250～500mg，用 10%葡萄糖注射液 250～500ml 稀释，一日 1 次，或遵医嘱；肌内注射，一次 150mg，用注射用水稀释至 40mg/ml，一日 1～2 次，或遵医嘱；理疗：一次 100mg，加入注射用水 3ml，从负极导入。

【不良反应】偶有过敏反应，如皮疹、荨麻疹、斑丘疹、皮肤瘙痒、皮肤溃疡、溃疡性口炎；发热、寒战、畏寒、多汗、呼吸困难、胸闷、心悸、面色发青、面色潮红、血压升高、过敏样反应、过敏性休克；头晕、头痛、嗜睡；恶心、呕吐、口苦、口干；静脉炎、关节痛、局部疼痛；与海王降纤酶及三七类中药针剂合用致皮下出血。

【禁忌】禁用于脑出血急性期；禁用于既往对人参、三七过敏的患者；禁用于对乙醇高度过敏的患者；用药期禁止从事驾驶及高空作业等危险作业。

【注意事项】①注射液遇冷可能析出结晶，可置50～80℃热水中溶解，放冷至室温即可使用。②妊娠期妇女慎用。③连续给药不得超过15天。④头面部发红、潮红、轻微头胀痛是本品用药时常见反应。⑤偶有轻微皮疹出现，尚可继续用药。⑥若发现严重不良反应，应立即停药，并进行相应处理。

【药物相互作用】尚无本品与其他药物相互作用的信息。

血塞通胶囊（注射液）、注射用血塞通（冻干）

【主要成分】三七总皂苷。

【功能主治】活血祛瘀，通脉活络。用于中风偏瘫，瘀血阻络证；动脉粥状硬化性血栓性脑梗死、脑栓塞、视网膜中央静脉阻塞见瘀血阻络证者。

【规格】胶囊：50mg、100mg；注射液：每支装2ml：100mg、5ml：250mg、10ml：250mg；注射用无菌粉末：每支装100mg、200mg、400mg。

【用法用量】胶囊：口服，一次100mg，一日3次。注射液：肌内注射，一次100mg，一日1～2次；静脉注射，一次200～400mg，用5%～10%葡萄糖注射液250～500ml稀释后缓缓滴注，一日1次。注射用无菌粉末：临用前用注射用水或氯化钠注射液适量使溶解，静脉注射，一次150mg，用氯化钠注射液30～40ml稀释，一日1～2次，或遵医嘱；静脉滴注，一次250～500mg，用10%葡萄糖注射液250～500ml稀释，一日1次，或遵医嘱；肌内注射，一次150mg，用注射用水稀释至40mg/ml，一日1～2次，或遵医嘱；理疗，一次100mg，加入注射用水3ml，从负极导入。

【不良反应】咽干、头昏、心慌和皮疹，停药后均能恢复正常。偶见过敏反应。

【禁忌】出血性脑血管病急性期禁用；人参、三七过敏者禁用。

【注意事项】①妊娠期妇女、月经期妇女慎用；有出血迹象者慎用；过敏体质者、肝肾功能异常者、初次使用中药注射剂的患者应谨慎使用，加强监测。②肌内注射若出现疼痛、肿块时，应改为静脉注射或静脉滴注；颜面潮红，轻微头胀痛不影响本品的使用；偶有轻微皮疹出现，可继续使用；若发现严重不良反应，应立即停药，并进行相应处理；糖尿病患者可用0.9%氯化钠注射液代替葡萄糖注射液稀释后使用；15天为一疗程，停药1～3天后可进行第二疗程。③头面部发红、潮红，轻微头胀痛是本品用药时常见反应。④偶有轻微皮疹出现，尚可继续用药。⑤本品可能引起过敏性休克，用药后一旦出现过敏反应或者其他严重不良反应，应立即停药并给予适当的治疗；发生严重不良反应的患者须立即给予肾上腺素紧急处理，必要时应吸氧、静脉给予激素，采用包括气管内插管在内的畅通气道等治疗措施。⑥本品应单独使用，严禁与其他药品混合配伍。如确需要联合使用其他药品时，应谨慎考虑用药间隔及药物相互作用等问题。⑦用药期间勿从事驾驶及高空作业等危险作业。

【药物相互作用】尚无本品与其他药物相互作用的信息。

丹参注射液

【主要成分】丹参。

【功能主治】活血化瘀，通脉养心。用于冠心病胸闷，心绞痛。

【规格】注射液：每支装 2ml、10ml。

【用法用量】肌内注射，一次 2～4ml，一日 1～2 次；静脉注射，一次 4ml（用 50% 葡萄糖注射液 20ml 稀释后使用），一日 1～2 次；静脉滴注，一次 10～20ml（用 5% 葡萄糖注射液 100～500ml 稀释后使用），一日 1 次。或遵医嘱。

【不良反应】①过敏反应：皮肤潮红或苍白、皮疹、瘙痒、寒战、喉头水肿、呼吸困难、心悸、紫绀、血压下降甚至休克等。②皮肤及其附件反应：皮疹（包括红斑、丘疹、风团等）、瘙痒、多汗、局部皮肤反应等。③全身性反应：畏寒、寒战、发热甚至高热、乏力、身痛、面色苍白、水肿、过敏性休克等。④呼吸系统反应：咳嗽、咽喉不适、胸闷、憋气、呼吸困难等。⑤心血管系统反应：心悸、胸闷、憋气、紫绀、心律失常、血压升高或下降等。⑥消化系统反应：恶心、呕吐、腹痛、腹胀、口干等。⑦精神及神经系统反应：头晕、头痛、抽搐、震颤、局部或周身麻木等。⑧用药部位反应：潮红、疼痛、紫癜等。⑨其他：视觉异常、面部不适等。

【禁忌】①对本类药物过敏或有严重不良反应病史者禁用。②新生儿、婴幼儿、妊娠期妇女禁用。③有出血倾向者禁用。

【注意事项】①本品不良反应可见严重过敏反应（包括过敏性休克），应在有抢救条件的医疗机构使用，使用者应接受过相关抢救培训，用药后出现过敏反应或其他严重不良反应须立即停药并及时救治。②严格掌握功能主治、辨证用药。严格按照药品说明书规定的功能主治使用，禁止超功能主治用药。③严格掌握用法用量。按照药品说明书推荐剂量及要求用药，严格控制滴注速度和用药剂量。尤其注意不超剂量、过快滴注和长期连续用药。④严禁混合配伍，谨慎联合用药。本品应单独使用，禁忌与其他药品混合配伍使用。如确需联合使用其他药品时，应谨慎考虑与本品的间隔时间及药物相互作用等问题，输注两种药物之间须以适量稀释液对输液管道进行冲洗。⑤用药前应仔细询问患者情况、用药史和过敏史。过敏体质者、有其他药物过敏史者、肝肾功能异常患者、老人等特殊人群及初次使用中药注射剂的患者应慎重使用，如确需使用，应加强监测。⑥加强用药监护。用药过程中，应密切观察用药反应，特别是开始 30 分钟，发现异常，立即停药，积极救治。⑦本品不宜与中药藜芦及其制剂同时使用。⑧本品为纯中药制剂，保存不当可能会影响质量，若发现溶液出现浑浊、沉淀、变色、漏气或瓶身细微破裂，均不能使用。

【药物相互作用】如与其他药物同时使用可能会发生药物相互作用，详情请咨询医师或药师。

银杏叶胶囊（片、滴丸）

【主要成分】银杏叶提取物。

【功能主治】活血化瘀通络。用于瘀血阻络引起的胸痹，心痛，中风，半身不遂，舌强语謇；冠心病稳定型心绞痛、脑梗死见上述证候者。

【规格】胶囊：每粒含总黄酮醇苷 9.6mg、萜类内酯 2.4mg，每粒含总黄酮醇苷 19.2mg、萜类内酯 4.8mg；片剂：每片含总黄酮醇苷 9.6mg、萜类内酯 2.4mg，每片含总黄酮醇苷 19.2mg、萜类内酯 4.8mg；滴丸剂：每丸重 60mg，薄膜衣丸每丸重 63mg。

【用法用量】胶囊：口服，一次 2 粒，一日 3 次，或遵医嘱。片剂：口服，一次 1 片，一日 3 次，或遵医嘱。滴丸剂：口服，一次 5 丸，一日 3 次，或遵医嘱。

【不良反应】个别患者服药后有胃部不适。

【禁忌】对本品过敏者禁用。

【注意事项】心力衰竭者、妊娠期妇女及过敏体质者慎用。

【药物相互作用】与其他药物同时使用可能会发生药物相互作用,详情请咨询医师或药师。

银丹心脑通软胶囊

【主要成分】银杏叶、丹参、灯盏细辛、绞股蓝、山楂、大蒜、三七、天然冰片、植物油、山梨酸、蜂蜡。

【功能主治】活血化瘀,行气止痛,消食化滞。用于气滞血瘀引起的胸痹,症见胸痛,胸闷,气短,心悸等;冠心病心绞痛、高脂血症、脑动脉硬化等见上述证候者。

【规格】软胶囊:每粒装 0.4g。

【用法用量】口服,一次 2～4 粒,一日 3 次。

【不良反应】尚不明确。

【禁忌】尚不明确。

【注意事项】尚不明确。

【药物相互作用】如与其他药物同时使用可能会发生药物相互作用,详情请咨询医师或药师。

瘀血痹胶囊(颗粒、片)

【主要成分】乳香(炙)、威灵仙、红花、丹参、没药(炙)、川牛膝、川芎、当归、姜黄、香附(炙)、黄芪。

【功能主治】活血化瘀,通络定痛。用于瘀血阻络型痹证,症见肌肉关节疼痛剧烈,多呈刺痛感,部位固定不移,痛处拒按,可有硬节或瘀斑。

【规格】胶囊:每粒装 0.4g;颗粒剂:每袋装 10g;片剂:薄膜衣片每片重 0.5g。

【用法用量】胶囊:口服,一次 4 粒,一日 3 次,或遵医嘱。颗粒剂:开水冲服,一次10g,一日 3 次。片剂:口服,一次 5 片,一日 3 次,或遵医嘱。

【不良反应】尚不明确。

【禁忌】妊娠期妇女禁用。

【注意事项】有出血倾向者慎用。

【药物相互作用】如与其他药物同时使用可能会发生药物相互作用,详情请咨询医师或药师。

麝香保心丸

【主要成分】人工麝香、人参提取物、人工牛黄、肉桂、苏合香、蟾酥、冰片。

【功能主治】芳香温通,益气强心。用于气滞血瘀所致的胸痹,症见心前区疼痛、固定不移;心肌缺血所致的心绞痛、心肌梗死见上述证候者。

【规格】丸剂:每丸重 22.5mg。

【用法用量】口服,一次 1～2 丸,一日 3 次,或症状发作时服用。

【不良反应】本品舌下含服偶有麻舌感。

【禁忌】妊娠期妇女及对本品过敏者禁用。

【注意事项】①过敏体质者慎用。②药品性状发生改变时禁止使用。③请将本品放在儿童不能接触到的地方。

【药物相互作用】如与其他药物同时使用可能会发生药物相互作用，详情请咨询医师或药师。

脑心通丸（胶囊、片）

【主要成分】黄芪、赤芍、丹参、当归、川芎、桃仁、红花、乳香（制）、没药（制）、鸡血藤、牛膝、桂枝、桑枝、地龙、全蝎、水蛭。

【功能主治】益气活血，化瘀通络。用于气虚血滞，脉络瘀阻所致的中风中经络，半身不遂、肢体麻木、口眼㖞斜、舌强语謇及胸痹心痛、胸闷、心悸、气短；脑梗死、冠心病心绞痛见上述证候者。

【规格】丸剂：每袋装 0.8g；胶囊：每粒装 0.4g；片剂：每片重 0.45g。

【用法用量】丸剂：口服，一次 1~2 袋，一日 3 次。胶囊：口服，一次 2~4 粒，一日 3 次，或遵医嘱。片剂：口服，一次 2~4 片，一日 3 次，或遵医嘱。

【不良反应】尚不明确。

【禁忌】妊娠期妇女禁用。

【注意事项】胃病患者饭后服用。

【药物相互作用】如与其他药物同时使用可能会发生药物相互作用，详情请咨询医师或药师。

诺迪康胶囊

【主要成分】圣地红景天。

【功能主治】益气活血，通脉止痛。用于气虚血瘀所致的胸痹，症见胸闷，刺痛或隐痛，心悸气短，神疲乏力，少气懒言，头晕目眩；冠心病、心绞痛见上述证候者。

【规格】胶囊：每粒装 0.28g。

【用法用量】口服，一次 1~2 粒，一日 3 次。

【不良反应】尚不明确。

【禁忌】尚不明确。

【注意事项】妊娠期妇女慎用。

【药物相互作用】如与其他药物同时使用可能会发生药物相互作用，详情请咨询医师或药师。

血栓心脉宁胶囊

【主要成分】川芎、槐花、丹参、水蛭、毛冬青、人工牛黄、人工麝香、人参茎叶总皂苷、冰片、蟾酥。

【功能主治】益气活血，开窍止痛。用于气虚血瘀所致的中风、胸痹，症见头晕目眩、半身不遂、胸闷心痛、心悸气短；缺血性中风恢复期、冠心病心绞痛见上述证候者。

【规格】胶囊：每粒装 0.5g。

【用法用量】口服，一次 4 粒，一日 3 次。

【不良反应】尚不明确。

【禁忌】妊娠期妇女忌服。

【注意事项】运动员慎用。

【药物相互作用】如与其他药物同时使用可能会发生药物相互作用，详情请咨询医师或药师。

参松养心胶囊

【主要成分】人参、麦冬、山茱萸、丹参、炒酸枣仁、桑寄生、赤芍、土鳖虫、甘松、黄连、南五味子、龙骨。

【功能主治】益气养阴，活血通络，清心安神。用于治疗气阴两虚，心络瘀阻引起的冠心病室性期前收缩，症见心悸不安，气短乏力，动则加剧，胸部闷痛，失眠多梦，盗汗，神倦懒言。

【规格】胶囊：每粒装 0.4g。

【用法用量】口服，一次 2～4 粒，一日 3 次。

【不良反应】尚不明确。

【禁忌】尚不明确。

【注意事项】应注意配合原发性疾病的治疗。

【药物相互作用】如与其他药物同时使用可能会发生药物相互作用，详情请咨询医师或药师。

益心舒颗粒（胶囊、片）

【主要成分】人参、黄芪、丹参、麦冬、五味子、川芎、山楂。

【功能主治】益气复脉，活血化瘀，养阴生津。用于气阴两虚，心悸脉结代，胸闷不舒，胸痛；冠心病心绞痛见上述证候者。

【规格】颗粒剂：每袋装 4g；胶囊：每粒装 0.4g；片剂：每片重 0.4g、0.6g。

【用法用量】颗粒剂：开水冲服，一次 1 袋，一日 3 次。胶囊：口服，一次 3 粒，一日 3 次。片剂：口服，一次 4 片，一日 3 次。

【不良反应】尚不明确。

【禁忌】尚不明确。

【注意事项】尚不明确。

【药物相互作用】如与其他药物同时使用可能会发生药物相互作用，详情请咨询医师或药师。

补肺活血胶囊

【主要成分】黄芪、赤芍、补骨脂。

【功能主治】益气活血，补肺固肾。用于肺心病（缓解期）属气虚血瘀证，症见咳嗽气促，或咳喘胸闷，心悸气短，肢冷乏力，腰膝酸软，口唇紫绀，舌淡苔白或舌紫暗等。

【规格】胶囊：每粒装 0.35g。

【用法用量】口服，一次 4 粒，一日 3 次。

【不良反应】偶见口干。

【禁忌】尚不明确。

【注意事项】尚不明确。

【药物相互作用】如与其他药物同时使用可能会发生药物相互作用，详情请咨询医师或药师。

灯盏生脉胶囊

【主要成分】灯盏细辛、人参、五味子、麦冬。

【功能主治】益气养阴，活血健脑。用于气阴两虚，瘀阻脑络引起的胸痹心痛、中风后遗症，症见痴呆，健忘，手足麻木症；冠心病心绞痛、缺血性心脑血管疾病、高脂血症见上述证候者。

【规格】胶囊：每粒装 0.18g。

【用法用量】口服，一次 2 粒，一日 3 次，饭后 30 分钟服用。2 个月为一疗程，疗程可连续。巩固疗效或预防复发，一次 1 粒，一日 3 次。

【不良反应】尚不明确。

【禁忌】脑出血急性期禁用。

【注意事项】尚不明确。

【药物相互作用】如与其他药物同时使用可能会发生药物相互作用，详情请咨询医师或药师。

活心丸

【主要成分】灵芝、人工麝香、熊胆、红花、体外培育牛黄、珍珠、人参、蟾酥、附子、冰片。

【功能主治】益气活血，温经通脉。主治胸痹，心痛；冠心病、心绞痛见上述证候者。

【规格】丸剂：每素丸重 20mg。

【用法用量】口服，一次 1～2 丸，一日 1～3 次，或遵医嘱。

【不良反应】尚不明确。

【禁忌】尚不明确。

【注意事项】运动员慎用，本品可引起子宫平滑肌收缩，经期妇女及妊娠期妇女慎用。

【药物相互作用】如与其他药物同时使用可能会发生药物相互作用，详情请咨询医师或药师。

芪参益气滴丸

【主要成分】黄芪、丹参、三七、降香油。

【功能主治】益气通脉，活血止痛。用于气虚血瘀型胸痹，症见胸闷胸痛，气短乏力，心悸，面色少华，自汗，舌体胖有齿痕，舌质暗或紫暗有瘀斑，脉沉或沉弦；冠心病心绞痛见上述证候者。

【规格】滴丸剂：每袋（支）装 0.5g，每 40 丸重 1g；每袋装 0.52g，每 38 丸重 1g。

【用法用量】餐后半小时服用，一次 1 袋，一日 3 次，4 周为一疗程或遵医嘱。

【不良反应】尚不明确。

【禁忌】尚不明确。

【注意事项】妊娠期妇女慎用。

【药物相互作用】如与其他药物同时使用可能会发生药物相互作用，详情请咨询医师或药师。

扶正化瘀片（胶囊）

【主要成分】丹参、发酵虫草菌粉、桃仁、松花粉、绞股蓝、五味子（制）。

【功能主治】活血祛瘀，益精养肝。用于乙型肝炎肝纤维化属瘀血阻络，肝肾不足证者，症见胁下痞块，胁肋疼痛，面色晦暗，或见赤缕红斑，腰膝酸软，疲倦乏力，头晕目涩，舌质暗红或有瘀斑，苔薄或微黄，脉弦细。

【规格】片剂：薄膜衣片每片重 0.4g、0.8g；胶囊：每粒装 0.3g、0.5g。

【用法用量】片剂：口服，一次 2 片，一日 3 次，24 周为一疗程。胶囊：口服，一次 5 粒，一日 3 次，24 周为一疗程。

【不良反应】偶见服后胃中有不适感。

【禁忌】妊娠期妇女忌服。

【注意事项】湿热盛者慎用。

【药物相互作用】如与其他药物同时使用可能会发生药物相互作用，详情请咨询医师或药师。

鳖甲煎丸

【主要成分】鳖甲胶、阿胶、蜂房（炒）、鼠妇虫、土鳖虫（炒）、蜣螂、硝石（精制）、柴胡、黄芩、半夏（制）、党参、干姜、厚朴（姜制）、桂枝、白芍（炒）、射干、桃仁、牡丹皮、大黄、凌霄花、葶苈子、石韦、瞿麦。

【功能主治】活血化瘀，软坚散结。用于胁下癥块。

【规格】丸剂：每瓶装 50g；每袋装 3g。

【用法用量】口服，一次 3g（约半瓶盖），一日 2～3 次。

【不良反应】尚不明确。

【禁忌】妊娠期妇女禁用。

【注意事项】尚不明确。

【药物相互作用】如与其他药物同时使用可能会发生药物相互作用，详情请咨询医师或药师。

冠心苏合丸（胶囊、软胶囊）

【主要成分】苏合香、冰片、乳香（制）、檀香、土木香。

【功能主治】理气，宽胸，止痛。用于寒凝气滞、心脉不通所致的胸痹，症见胸闷、心前区疼痛；冠心病心绞痛见上述证候者。

【规格】丸剂：每丸重 1g；胶囊：每粒装 0.35g；软胶囊：每粒装 0.31g、0.5g。

【用法用量】丸剂：嚼碎服，一次 1 丸，一日 1～3 次，或遵医嘱。胶囊：含服或吞服，一次 2 粒，一日 1～3 次，临睡前或发病时服用。软胶囊：口服，一次 1～2 粒，一日 3 次。

【不良反应】尚不明确。

【禁忌】妊娠期妇女禁用。

【注意事项】尚不明确。

【药物相互作用】如与其他药物同时使用可能会发生药物相互作用，详情请咨询医师或药师。

地奥心血康胶囊

【主要成分】黄山药、穿龙薯蓣。

【功能主治】活血化瘀，行气止痛，扩张冠脉血管，改善心肌缺血。用于预防和治疗冠心病、心绞痛，以及瘀血内阻之胸痹、眩晕、气短、心悸、胸闷或痛。

【规格】胶囊：每粒含甾体总皂苷 100mg（相当于甾体总皂苷元 35mg）。

【用法用量】口服，一次 1～2 粒，一日 3 次，饭后服用，或遵医嘱。

【不良反应】偶有头晕、头痛，可自行缓解。

【禁忌】尚不明确。

【注意事项】极少数病例空腹服用有胃肠道不适。

【药物相互作用】如与其他药物同时使用可能会发生药物相互作用，详情请咨询医师或药师。

通心络胶囊

【主要成分】人参、水蛭、全蝎、檀香、土鳖虫、蜈蚣、蝉蜕等。

【功能主治】通络止痛。用于冠心病心绞痛属心气虚乏、血瘀络阻证，症见胸部憋闷、刺痛、绞痛、固定不移，心悸自汗，气短乏力，舌质紫暗或有瘀斑，脉细涩或结代。亦用于气虚血瘀络阻型中风病，症见半身不遂或偏身麻木，口舌㖞斜，言语不利。

【规格】胶囊：每粒装 0.26g。

【用法用量】口服，一次 2～4 粒，一日 3 次。

【不良反应】个别患者用药后可出现胃部不适。

【禁忌】出血性疾病者，妊娠期妇女及经期妇女，阴虚火旺型中风者禁用。

【注意事项】服药后胃部不适者宜改为饭后服用。

【药物相互作用】如与其他药物同时使用可能会发生药物相互作用，详情请咨询医师或药师。

灯盏花素片

【主要成分】灯盏花素。

【功能主治】活血化瘀，通络止痛。用于中风后遗症，冠心病，心绞痛。

【规格】片剂：每片含灯盏花素 20mg。

【用法用量】口服，一次 2 片，一日 3 次。

【不良反应】个别患者出现皮肤瘙痒，停药后自行消失。

【禁忌】脑出血急性期或有出血倾向者禁用。

【注意事项】尚不明确。

【药物相互作用】尚不明确。

脑安颗粒（胶囊、片、滴丸）

【主要成分】川芎、当归、红花、人参、冰片。

【功能主治】活血化瘀，益气通络。用于脑血栓形成急性期、恢复期气虚血瘀证候者，症见急性起病，半身不遂，口舌㖞斜，舌强语謇，偏身麻木，气短乏力，口角流涎，手足肿胀，舌暗或有瘀斑，苔薄白等。

【规格】颗粒剂：每袋装 1.2g；胶囊：每粒装 0.4g；片剂：每片重 0.53g；滴丸剂：每丸重 50mg。

【用法用量】颗粒剂：口服，一次 1 袋，一日 2 次，4 周为一疗程或遵医嘱。胶囊：口服，一次 2 粒，一日 2 次，疗程为 4 周，或遵医嘱。片剂：口服，一次 2 片，一日 2 次，4 周为一疗程或遵医嘱。滴丸剂：口服，一次 20 丸，一日 2 次，疗程为 4 周，或遵医嘱。

【不良反应】尚不明确。

【禁忌】尚不明确。

【注意事项】出血性中风急性期慎用。

【药物相互作用】尚不明确。

脉血康胶囊

【主要成分】水蛭。

【功能主治】破血逐瘀，通脉止痛。用于癥瘕痞块，血瘀经闭，跌仆损伤。

【规格】胶囊：每粒装 0.25g。

【用法用量】口服，一次 2～4 粒，一日 3 次。

【不良反应】尚不明确。

【禁忌】妊娠期妇女禁用。

【注意事项】尚不明确。

【药物相互作用】如与其他药物同时使用可能会发生药物相互作用，详情请咨询医师或药师。

大黄䗪虫丸

【主要成分】熟大黄、土鳖虫（炒）、水蛭（制）、虻虫（去翅足，炒）、蛴螬（炒）、干漆（煅）、桃仁、炒苦杏仁、黄芩、地黄、白芍、甘草。

【功能主治】活血破瘀，通经消癥。用于瘀血内停所致的癥瘕、闭经，症见腹部肿块、肌肤甲错、面色黯黑，潮热羸瘦，经闭不行。

【规格】丸剂：每丸重 3g。

【用法用量】口服，一次 3g（约半瓶盖），一日 1～2 次。

【不良反应】尚不明确。

【禁忌】尚不明确。

【注意事项】①本品为瘀血干结，阴血不足所致经闭、癥瘕所设，若属气虚血瘀者不宜。②本品含有破血逐瘀之品，妊娠期妇女禁用。③本药破血攻伐之力较强，易耗伤正气，体弱年迈者慎用；体质壮实者也当中病即止，不可过用、久用。④服药后出现皮肤过敏者停用。⑤服药期间忌食寒凉之品。⑥患有感冒时停用。

【药物相互作用】如与其他药物同时使用可能会发生药物相互作用，详情请咨询医师或药师。

血府逐瘀丸（口服液、胶囊）

【主要成分】柴胡、当归、地黄、赤芍、红花、桃仁、枳壳（麸炒）、甘草、川芎、牛膝、桔梗。

【功能主治】活血祛瘀，行气止痛。用于瘀血内阻，头痛或胸痛，内热瞀闷，失眠多梦，心悸怔忡，急躁善怒。

【规格】丸剂：每丸重9g，每60丸重6g，每67丸约重1g，每100丸重20g；合剂：每支装10ml；胶囊：每粒装0.4g。

【用法用量】丸剂：空腹用红糖水送服，一次1～2袋，一日2次。合剂：一次20ml，一日3次饭前服。胶囊：口服，一次6粒，一日2次，1个月为一疗程。

【不良反应】尚不明确。

【禁忌】尚不明确。

【注意事项】忌食辛冷之品。妊娠期妇女忌服。

【药物相互作用】尚不明确。

复方丹参片（颗粒、胶囊、滴丸）

【主要成分】丹参、三七、冰片。

【功能主治】活血化瘀，理气止痛。用于胸中憋闷，心绞痛。

【规格】片剂：薄膜衣小片每片重0.32g（相当于饮片0.6g），薄膜衣大片每片重0.8g（相当于饮片1.8g），糖衣片每片重0.3g（相当于饮片0.6g）；颗粒剂：每袋装1g；胶囊：每粒装0.3g；滴丸剂：每丸重25mg，薄膜衣滴丸每丸重27mg。

【用法用量】片剂：口服，一次3片，一日3次。颗粒剂：口服，一次1g，一日3次。胶囊：口服，一次3粒，一日3次。滴丸剂：口服或舌下含服，一次10丸，一日3次，4周为一疗程，或遵医嘱。

【不良反应】本品无毒性，偶见有胃肠道不适，停药后症状消失。

【禁忌】尚不明确。

【注意事项】妊娠期妇女慎用。

【药物相互作用】如正在服用其他药品，使用本品前请咨询医师或药师。

速效救心丸

【主要成分】川芎、冰片。

【功能主治】行气活血，祛瘀止痛，增加冠脉血流量，缓解心绞痛。用于气滞血瘀型冠心病，心绞痛。

【规格】滴丸剂：每丸重 40mg。

【用法用量】含服，一次 4～6 丸，一日 3 次；急性发作时，一次 10～15 丸。

【不良反应】尚不明确。

【禁忌】尚不明确。

【注意事项】尚不明确。

【药物相互作用】如正在服用其他药品，使用本品前请咨询医师或药师。

心可舒胶囊（片）

【主要成分】山楂、丹参、葛根、三七、木香。

【功能主治】活血化瘀，行气止痛。用于因气滞血瘀引起的胸中憋闷、疼痛，头晕，头痛，颈项疼痛等症。现代多用于冠心病、心绞痛、心脏疾病引起的心律失常（期前收缩）有上述表现者。

【规格】胶囊：每粒装 0.3g；片剂：每片重 0.31g、0.62g。

【用法用量】胶囊：口服，一次 4 粒，一日 3 次，或遵医嘱。片剂：口服，一次 4 片，一日 3 次，或遵医嘱。

【不良反应】尚不明确。

【禁忌】尚不明确。

【注意事项】心阳虚患者不宜用。妊娠期妇女慎用。

【药物相互作用】如与其他药物同时使用可能会发生药物相互作用，详情请咨询医师或药师。

脉络宁注射液

【主要成分】牛膝、玄参、石斛、金银花、山银花（灰毡毛忍冬）；辅料为聚山梨酯 80。

【功能主治】清热养阴，活血化瘀。用于血栓闭塞性脉管炎、动脉硬化性闭塞症、脑血栓形成及后遗症、静脉血栓形成等病。

【规格】注射液：每支装 10ml。

【用法用量】静脉滴注，一次 10～20ml（1～2 支），加入 5%葡萄糖注射液或氯化钠注射液 250～500ml 中滴注，一日 1 次，10～14 天为一疗程，重症患者可连续使用 2～3 个疗程。

【不良反应】本品偶见皮肤瘙痒、皮疹、头痛、心悸，罕见呼吸困难、过敏性休克。

【禁忌】妊娠期妇女、有过敏史或过敏体质者禁用。

【注意事项】①本品应在医生指导下使用。②静脉滴注时，初始速度应缓慢，观察 15～20 分钟，并注意巡视。③临床使用发现不良反应时，应立即停药，停药后症状可自行消失或酌情给予对症治疗。④避免与其他注射液混合滴注。⑤本品出现浑浊、沉淀、颜色异常加深等现象不能使用。

【药物相互作用】如与其他药物同时使用可能会发生药物相互作用，详情请咨询医师或药师。

平消胶囊（片）

【主要成分】郁金、仙鹤草、五灵脂、白矾、硝石、干漆（制）、麸炒枳壳、马钱子粉。

【功能主治】活血化瘀，散结消肿，解毒止痛。对毒瘀内结所致的肿瘤患者具有缓解症状，缩小瘤体，提高机体免疫力，延长患者生存时间的作用。

【规格】胶囊：每粒装 0.23g；片剂：薄膜衣片每片重 0.24g，糖衣片片芯重 0.23g。

【用法用量】胶囊：口服，一次 4～8 粒，一日 3 次。片剂：口服，一次 4～8 片，一日 3 次。

【不良反应】少见恶心、药疹，偶见头晕、腹泻，停药后上述症状可自行消失。

【禁忌】尚不明确。

【注意事项】①可与手术、放射、化学治疗同时进行。②妊娠期妇女禁用。③用药过程中饮食宜清淡，忌食辛辣刺激之品。④本品不可过量服用。⑤不宜久服。⑥运动员慎用。

【药物相互作用】如与其他药物同时使用可能会发生药物相互作用，详情请咨询医师或药师。

华蟾素片

【主要成分】干蟾皮提取物。

【功能主治】解毒，消肿，止痛。用于中、晚期肿瘤，慢性乙型肝炎等症。

【规格】片剂：素片每片重 0.3g；胶囊：每粒装 0.25g、0.3g。

【用法用量】片剂：口服，一次 4 片，一日 3 次。胶囊：口服，一次 3～4 粒，一日 3～4 次。

【不良反应】不良反应监测及文献数据显示，本品涉及恶心、呕吐、腹泻、腹胀等消化系统不良反应。如无其他严重情况，不需停药，继续使用，症状会减轻或消失。也有皮疹、瘙痒、乏力、发热等局部及全身过敏反应表现，头晕、头痛、心悸、心律失常等不良反应报告。

【禁忌】①对本品过敏者禁用。②禁止与强心药物配伍。③孕妇禁服。

【注意事项】①过敏体质者慎用。②心脏病患者慎用。③脾胃虚弱者慎服。

【药物相互作用】如正在服用其他药品，使用本品前请咨询医师或药师。

红金消结胶囊（片）

【主要成分】三七、香附、八角莲、鼠妇虫、黑蚂蚁、五香血藤、鸡矢藤、金荞麦、大红袍、柴胡。

【功能主治】彝医：补知凯扎诺，且凯色土，哈息黑。

中医：疏肝理气，软坚散结，活血化瘀，消肿止痛。用于气滞血瘀所致乳腺小叶增生，子宫肌瘤，卵巢囊肿。

【规格】胶囊：每粒装 0.4g；片剂：薄膜衣片每片重 0.42g、0.45g、0.5g。

【用法用量】胶囊：口服，一次 4 粒，一日 3 次。片剂：口服，一次 4 片，一日 3 次。

【不良反应】尚不明确。

【禁忌】尚不明确。

【注意事项】服药治疗期间忌食酸、冷及刺激性食物。

【药物相互作用】如与其他药物同时使用可能会发生药物相互作用，详情请咨询医师或药师。

理 气 剂

逍遥丸（颗粒）

【主要成分】柴胡、当归、白芍、炒白术、茯苓、炙甘草、薄荷；辅料为蜂蜜。

【功能主治】疏肝健脾，养血调经。用于肝郁脾虚所致的郁闷不舒、胸胁胀痛、头晕目眩、食欲减退、月经不调。

【规格】丸剂：每丸重 9g，每袋装 6g、9g，每 8 丸相当于原生药 3g；颗粒剂：每袋装 4g、5g、6g、15g。

【用法用量】丸剂：口服，一次 1 丸，一日 2 次。颗粒剂：开水冲服，一次 1 袋，一日 2 次。

【不良反应】尚不明确。

【禁忌】尚不明确。

【注意事项】①忌生冷及油腻难消化的食物。②服药期间要保持乐观情绪，切忌生气恼怒。③有高血压、心脏病、肝病、糖尿病、肾病等慢性病严重者应在医师指导下服用。④平素月经正常，突然出现经量过多、经期延长，或月经过少、经期错后，或阴道不规则出血者应去医院就诊。⑤儿童、年老体弱者、妊娠期妇女、哺乳期妇女及月经量多者应在医师指导下服用。⑥服药 3 天症状无缓解，应去医院就诊。⑦对本品过敏者禁用，过敏体质者慎用。⑧本品性状发生改变时禁止使用。⑨儿童必须在成人监护下使用。⑩请将本品放在儿童不能接触到的地方。⑪如正在使用其他药品，使用本品前请咨询医师或药师。

【药物相互作用】如与其他药物同时使用可能会发生药物相互作用，详情请咨询医师或药师。

丹栀逍遥丸

【主要成分】牡丹皮、栀子（炒焦）、柴胡（酒制）、白芍（酒炒）、当归、白术（土炒）、茯苓、薄荷、炙甘草。

【功能主治】疏肝解郁，清热调经。用于肝郁化火，胸胁胀痛，烦闷急躁，颊赤口干，食欲不振或有潮热，以及妇女月经先期，经行不畅，乳房与少腹胀痛。

【规格】丸剂：每袋装 6g。

【用法用量】口服，一次 6~9g，一日 2 次。

【不良反应】尚不明确。

【禁忌】忌食生冷、辛辣之品。

【注意事项】①少吃生冷及油腻难消化的食品。②服药期间要保持乐观情绪，切忌生气恼怒。③服药 1 周症状未见缓解，或症状加重者，应及时到医院就诊。④妊娠期妇女慎用。⑤对本品过敏者禁用，过敏体质者慎用。⑥本品性状发生改变时禁止使用。⑦儿童必须在成人监护下使用。⑧请将本品放在儿童不能接触到的地方。⑨如正在使用其他药品，使用本品前请咨询医师或药师。

【药物相互作用】如与其他药物同时使用可能会发生药物相互作用，详情请咨询医师或药师。

护肝片（颗粒、胶囊）

【主要成分】柴胡、茵陈、板蓝根、五味子、猪胆粉、绿豆。

【功能主治】疏肝理气，健脾消食。具有降低转氨酶作用。用于慢性肝炎及早期肝硬化。

【规格】片剂：糖衣片片芯重 0.35g，薄膜衣片每片重 0.36g、0.38g；颗粒剂：每袋装 1.5g、2g；胶囊：每粒装 0.35g。

【用法用量】片剂：口服，一次 4 片，一日 3 次。颗粒剂：口服，一次 1 袋，一日 3 次。胶囊：口服，一次 4 粒，一日 3 次。

【不良反应】尚不明确。

【禁忌】尚不明确。

【注意事项】请遵医嘱。

【药物相互作用】如正在服用其他药品，使用本品前请咨询医师或药师。

气滞胃痛颗粒（片）

【主要成分】柴胡、延胡索（炙）、枳壳、香附（炙）、白芍、炙甘草。

【功能主治】疏肝理气，和胃止痛。用于肝郁气滞，胸痞胀满，胃脘疼痛。

【规格】颗粒剂：每袋装 2.5g、5g；片剂：糖衣片片芯重 0.25g，薄膜衣片每片重 0.5g。

【用法用量】颗粒剂：开水冲服，一次 2.5g，一日 3 次。片剂：口服，一次 6 片，一日 3 次。

【不良反应】尚不明确。

【禁忌】尚不明确。

【注意事项】妊娠期妇女慎用。

【药物相互作用】如与其他药物同时使用可能会发生药物相互作用，详情请咨询医师或药师。

胃苏颗粒

【主要成分】陈皮、佛手、香附、香橼、枳壳、紫苏梗、槟榔、鸡内金；辅料为糊精、甜菊苷、羧甲淀粉钠。

【功能主治】理气消胀，和胃止痛。主治气滞型胃脘痛，症见胃脘胀痛，窜及两胁，得嗳气或矢气则舒，情绪郁怒则加重，胸闷食少，排便不畅；慢性胃炎见上述证候者。

【规格】颗粒剂：每袋装 5g、15g。

【用法用量】用适量开水冲服，搅拌至全溶。若放置时间长有少量沉淀，摇匀即可。一次 1 袋，一日 3 次，15 天为一疗程。

【不良反应】偶有口干，嘈杂。

【禁忌】妊娠期妇女忌服。

【注意事项】①服药期间要保持情绪稳定，切勿恼怒。②少吃生冷及油腻难消化的食品。③有高血压、心脏病、肝病、肾病等慢性病严重者应在医师指导下服用。④服药 3 天症状未缓解，应去医院就诊。⑤儿童、年老体弱者应在医师指导下服用。⑥对本品过敏者禁用，过敏体质者慎用。⑦本品性状发生改变时禁止使用。⑧儿童必须在成人监护下使用。⑨请将本品放在儿童不能接触到的地方。⑩如正在使用其他药品，使用本品前请咨询医师或药师。

【药物相互作用】如与其他药物同时使用可能会发生药物相互作用，详情请咨询医师或药师。

元胡止痛片（颗粒、胶囊、滴丸）

【主要成分】延胡索（醋制）、白芷；辅料为蔗糖。

【功能主治】理气，活血，止痛。用于气滞血瘀所致的胃痛，胁痛，头痛，痛经。

【规格】片剂：糖衣片片芯重 0.25g，薄膜衣片每片重 0.26g；颗粒剂：每袋装 5g；胶囊：每粒装 0.25g、0.45g；滴丸剂：每 10 丸重 0.5g。

【用法用量】片剂：口服，一次 4～6 片，一日 3 次，或遵医嘱。颗粒剂：开水冲服，一次 1 袋，一日 3 次。胶囊：口服，一次 4～6 粒，一日 3 次，或遵医嘱。滴丸剂：口服，一次 20～30 丸，一日 3 次。

【不良反应】尚不明确。

【禁忌】尚不明确。

【注意事项】①饮食宜清淡，忌酒及辛辣、生冷、油腻食物。②忌愤怒、忧郁，保持心情舒畅。③有高血压、心脏病、肝病、糖尿病、肾病等慢性病严重者应在医师指导下服用。④儿童、妊娠期妇女、哺乳期妇女、年老体弱者应在医师指导下服用。⑤疼痛严重者应及时去医院就诊。⑥服药 3 天症状无缓解，应去医院就诊。⑦对本品过敏者禁用，过敏体质者慎用。⑧本品性状发生改变时禁止使用。⑨儿童必须在成人监护下使用。⑩请将本品放在儿童不能接触到的地方。⑪如正在使用其他药品，使用本品前请咨询医师或药师。

【药物相互作用】如与其他药物同时使用可能会发生药物相互作用，详情请咨询医师或药师。

三九胃泰颗粒（胶囊）

【主要成分】三叉苦、九里香、两面针、木香、黄芩、茯苓、地黄、白芍。

【功能主治】清热燥湿，行气活血，柔肝止痛，消炎止痛，理气健胃。用于上腹隐痛，饱胀，反酸，恶心，呕吐，纳减，心口嘈杂。

【规格】颗粒剂：每袋装 2.5g、10g、20g；胶囊：每粒装 0.5g。

【用法用量】颗粒剂：开水冲服，一次 1 袋，一日 2 次。胶囊：口服，一次 2～4 粒，一日 2 次。

【不良反应】尚不明确。

【禁忌】尚不明确。

【注意事项】①胃寒患者慎用。②忌油腻、生冷、难消化食物。③忌情绪激动或生闷气。④糜烂性胃炎、慢性萎缩性胃炎等患者应在医师指导下服用。⑤妊娠期妇女及糖尿病患者应在医师指导下服用。⑥慢性胃炎患者服药 2 周症状无改善，应立即停药并去医院就诊。⑦按照用法用量服用，小儿、年老体弱者应在医师指导下服用。⑧对本品过敏者禁用，过敏体质者慎用。⑨本品性状发生改变时禁止使用。⑩儿童必须在成人监护下使用。⑪请将本品放在儿童不能接触到的地方。⑫如正在使用其他药品，使用本品前请咨询医师或药师。

【药物相互作用】如与其他药物同时使用可能会发生药物相互作用，详情请咨询医师或药师。

加味左金丸

【主要成分】姜黄连、制吴茱萸、黄芩、柴胡、木香、醋香附、郁金、白芍、醋青皮、麸炒枳壳、陈皮、醋延胡索、当归、甘草。

【功能主治】平肝降逆，疏郁止痛。用于肝郁化火、肝胃不和引起的胸脘痞闷、急躁易怒、嗳气吞酸、胃痛少食。

【规格】丸剂：每 100 丸重 6g。

【用法用量】口服，一次 6g，一日 2 次。

【不良反应】尚不明确。

【禁忌】尚不明确。

【注意事项】①忌气怒，忌辛辣食物。②重度胃痛患者应在医师指导下服用。③按照用法用量服用，小儿及年老体虚者应在医师指导下服用。④服药 3 天症状无改善，应去医院就诊。⑤对本品过敏者禁用，过敏体质者慎用。⑥本品性状发生改变时禁止使用。⑦儿童必须在成人监护下使用。⑧请将本品放在儿童不能接触到的地方。⑨如正在使用其他药品，使用本品前请咨询医师或药师。

【药物相互作用】如与其他药物同时使用可能会发生药物相互作用，详情请咨询医师或药师。

荜铃胃痛颗粒

【主要成分】荜澄茄、川楝子、醋延胡索、酒大黄、黄连、吴茱萸、醋香附、香橼、佛手、海螵蛸、煅瓦楞子；辅料为糊精、甜菊素、低取代羟丙纤维素。

【功能主治】行气活血，和胃止痛。用于气滞血瘀所致的胃脘痛；慢性胃炎见上述证候者。

【规格】颗粒剂：每袋装 5g。

【用法用量】开水冲服，一次 5g，一日 3 次。

【不良反应】尚不明确。

【禁忌】妊娠期妇女禁用。

【注意事项】①饮食宜清淡，忌辛辣、生冷、油腻食物。②忌情绪激动及生闷气。③不宜在服药期间同时服用滋补性中药。④有高血压、心脏病、糖尿病、肝病、肾病等慢性病严重者应在医师指导下服用。⑤服药 3 天症状无缓解，应去医院就诊。⑥儿童、年老体弱者应在医师指导下服用。⑦对本品过敏者禁用，过敏体质者慎用。⑧本品性状发生改变时禁止使用。⑨儿童必须在成人监护下使用。⑩请将本品放在儿童不能接触到的地方。⑪如正在使用其他药品，使用本品前请咨询医师或药师。

【药物相互作用】如与其他药物同时使用可能会发生药物相互作用，详情请咨询医师或药师。

五苓胶囊

【主要成分】泽泻、茯苓、猪苓、肉桂、白术（炒）。

【功能主治】温阳化气，利湿行水。用于阳不化气，水湿内停所致的水肿，症见小便不利，水肿腹胀，呕逆泄泻，渴不思饮。

【规格】胶囊：每粒装 0.35g。

【用法用量】口服，一次 3 粒，一日 2 次。

【不良反应】尚不明确。

【禁忌】尚不明确。

【注意事项】尚不明确。

【药物相互作用】如与其他药物同时使用可能会发生药物相互作用，详情请咨询医师或药师。

枳术宽中胶囊

【主要成分】白术（炒）、枳实、柴胡、山楂。

【功能主治】健脾和胃，理气消痞。用于胃痞脾虚气滞证，症见呕吐、反胃、纳呆、反酸等，以及功能性消化不良见以上症状者。

【规格】胶囊：每粒装 0.43g。

【用法用量】口服，一次 3 粒，一日 3 次，疗程为 2 周。

【不良反应】服药后偶见胃痛或大便次数增多。

【禁忌】尚不明确。

【注意事项】尚不明确。

【药物相互作用】尚不明确。

宽胸气雾剂

【主要成分】细辛油、檀香油、高良姜油、荜茇油、冰片。

【功能主治】理气止痛。用于缓解心绞痛。

【规格】气雾剂：每瓶含内容物 5.8g，其中药液 2.7ml（含挥发油 0.6ml），每瓶 60 揿，每揿重 69mg；每瓶内容物重 13.8g，内含药液 4.8g（含挥发油 1.5ml），每瓶 185 揿，每揿重 63mg。

【用法用量】将瓶倒置，喷口对准舌下喷，一日 2～3 次。

【不良反应】尚不明确。

【禁忌】乙醇过敏者禁用。

【注意事项】本品不得直接启开铝盖。必须倒置喷射。用前请充分振摇。

【药物相互作用】如与其他药物同时使用可能会发生药物相互作用，详情请咨询医师或药师。

消 导 剂

保和丸（颗粒、片）

【主要成分】山楂（焦）、茯苓、莱菔子（炒）、六神曲（炒）、陈皮、麦芽（炒）、半夏（制）、连翘。

【功能主治】消食导滞，和胃。用于食积停滞，脘腹胀满，嗳腐吐酸，不欲饮食。

【规格】丸剂：每丸重 9g，每袋装 6g、9g，每 8 丸相当于原生药 3g；颗粒剂：每袋装 4.5g；片剂：每片重 0.26g、0.4g。

【用法用量】丸剂：口服，一次 6～9g，一日 2 次；小儿酌减。颗粒剂：开水冲服，一次 4.5g，一日 2 次；小儿酌减。片剂：口服，一次 4 片，一日 3 次。

【不良反应】尚不明确。

【禁忌】妊娠期妇女忌服。

【注意事项】①忌生冷油腻不易消化食物。②不适用于因肝病或心肾功能不全所致之饮食不消化，不欲饮食，脘腹胀满者。③身体虚弱者或老年人不宜长期服用。④小儿应在医师指导下服用。⑤服药 3 天症状无改善，或出现其他症状时，应立即停用并到医院诊治。⑥药品性状发生改变时禁止服用。⑦儿童必须在成人监护下使用。⑧请将本药品放在儿童不能接触到的地方。⑨如正在服用其他药品，使用本品前请咨询医师或药师。

【药物相互作用】如与其他药物同时使用可能会发生药物相互作用，详情请咨询医师或药师。

六味安消散（胶囊）

【主要成分】土木香、大黄、山奈、寒水石（煅）、诃子、碱花。

【功能主治】健脾和胃，导滞消积，行血止痛。用于胃痛胀满，消化不良，大便秘结，痛经。

【规格】散剂：每袋装 1.5g、18g；胶囊：每粒装 0.5g。

【用法用量】散剂：口服，一次 1.5～3g，一日 2～3 次。胶囊：口服，一次 3～6 粒，一日 2～3 次。推荐剂量：中老年人、体质弱者、病情轻者，一次 2～3 粒，一日 2～3 次；青壮年、体质强壮者、病情较重者，一次 4～6 粒，一日 3 次。

【不良反应】对本品敏感或体质虚弱者，服用本品后可能出现大便次数增多或轻微腹泻，一般无须特殊处理，减量服用或停药即可。未发现对儿童、老人的不良反应。

【禁忌】妊娠期妇女忌服。

【注意事项】①不适用于久病体虚的胃痛患者。②高血压、心脏病、肾病、浮肿患者应在医师指导下服用。③按照用法用量服用，小儿及老年患者应在医师指导下服用。④服药 3 天后症状未改善，应及时去医院就诊。⑤长期连续服用，应向医师咨询。⑥药品性状发生改变时禁止服用。⑦儿童必须在成人监护下使用。⑧请将本品放在儿童不能接触到的地方。⑨如正在服用其他药品，使用本品前请咨询医师或药师。

【药物相互作用】如与其他药物同时使用可能会发生药物相互作用，详情请咨询医师或药师。

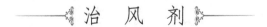

治 风 剂

川芎茶调丸（散、颗粒、片）

【主要成分】白芷、羌活、细辛、防风、甘草、川芎、荆芥、薄荷各等份。

【功能主治】疏风止痛。用于外感风邪所致的头痛，或有恶寒、发热、鼻塞。

【规格】丸剂：每袋装 6g，每 8 丸相当于原药材 3g；散剂：每袋装 3g、6g；颗粒剂：每袋装 4g、7.8g；片剂：每片重 0.48g。

【用法用量】丸剂：饭后用清茶送服，水丸一次 3～6g，一日 2 次；浓缩丸一次 8 丸，一日 3 次。散剂：饭后用清茶冲服，一次 3～6g，一日 2 次。颗粒剂：饭后用温开水或浓茶冲服，一次 7.8g，一日 2 次。片剂：饭后用清茶送服，一次 4～6 片，一日 3 次。

【不良反应】尚不明确。

【禁忌】尚不明确。

【注意事项】①忌烟、酒及辛辣食物。②高血压头痛及不明原因的头痛者，应去医院就诊。③有心脏病、肝病、糖尿病、肾病等慢性病严重者应在医师指导下服用。④妊娠期妇女慎服，儿童、哺乳期妇女、年老体弱者应在医师指导下服用。⑤严格按照用法用量服用，本品不宜长期服用。

【药物相互作用】如与其他药物同时使用可能会发生药物相互作用，详情请咨询医师或药师。

通天口服液

【主要成分】川芎、赤芍、天麻、羌活、白芷、细辛、菊花、薄荷、防风、茶叶、甘草。

【功能主治】活血化瘀，祛风止痛。用于瘀血阻滞、风邪上扰所致的偏头痛，症见头部胀痛或刺痛、痛有定处、反复发作、头晕目眩或恶心呕吐、恶风。

【规格】合剂：每支装 10ml。

【用法用量】口服，第 1 日：即刻、1 小时后、2 小时后、4 小时后各服 10ml，以后每 6 小时服 10ml。第 2、3 日：一次 10ml，一日 3 次。3 天为一疗程，或遵医嘱。

【不良反应】尚不明确。

【禁忌】出血性脑血管病患者、阴虚阳亢患者和妊娠期妇女禁服。

【注意事项】①忌烟、酒及辛辣食物。②高血压头痛及不明原因的头痛者，应去医院就诊。③有心脏病、肝病、糖尿病、肾病等慢性病严重者应在医师指导下服用。④儿童、哺乳期妇女、年老体弱者应在医师指导下服用。⑤头晕目眩严重者，应及时去医院就诊。⑥严格按照用法用量服用，本品不宜长期服用。⑦服药 3 天症状无缓解，应去医院就诊。⑧对本品过敏者禁用，过敏体质者慎用。⑨本品性状发生改变时禁止使用。⑩儿童必须在成人监护下使用。⑪请将本品放在儿童不能接触到的地方。⑫如正在使用其他药品，使用本品前请咨询医师或药师。

【药物相互作用】如与其他药物同时使用可能会发生药物相互作用，详情请咨询医师或药师。

松龄血脉康胶囊

【主要成分】鲜松叶、葛根、珍珠层粉。

【功能主治】平肝潜阳，镇心安神。用于肝阳上亢所致的头痛、眩晕、急躁易怒、心悸、失眠；高血压及原发性高脂血症见上述证候者。

【规格】胶囊：每粒装 0.5g。

【用法用量】口服，一次 3 粒，一日 3 次，或遵医嘱。

【不良反应】个别患者服药后出现轻度腹泻、胃脘胀满等，饭后服用有助于减轻或改善这些症状。

【禁忌】尚不明确。

【注意事项】尚不明确。

【药物相互作用】如与其他药物同时使用可能会发生药物相互作用，详情请咨询医师或药师。

丹珍头痛胶囊

【主要成分】高原丹参、夏枯草、川芎、当归、白芍、熟地黄、珍珠母、鸡血藤、菊花、蒺藜、钩藤、细辛。

【功能主治】平肝息风，散瘀通络，解痉止痛。用于肝阳上亢，瘀血阻络所致的头痛，背痛颈酸，烦躁易怒。

【规格】胶囊：每粒装 0.5g。

【用法用量】口服，一次 3～4 粒，一日 3 次，或遵医嘱。

【不良反应】尚不明确。

【禁忌】肾病患者、妊娠期妇女、新生儿禁用。

【注意事项】本品含有马兜铃科植物细辛，应在医生指导下使用，定期复查肾功能。

【药物相互作用】如与其他药物同时使用可能会发生药物相互作用，详情请咨询医师或药师。

正天丸（胶囊）

【主要成分】钩藤、白芍、川芎、当归、地黄、白芷、防风、羌活、桃仁、红花、细辛、独活、麻黄、附片、鸡血藤；辅料为药用炭、淀粉、单糖浆、虫白蜡。

【功能主治】疏风活血，养血平肝，通络止痛。用于外感风邪、瘀血阻络、血虚失养、肝阳上亢引起的偏头痛、紧张性头痛、神经性头痛、颈椎病性头痛、经前头痛。

【规格】丸剂：每袋装 6g；胶囊：每粒装 0.45g。

【用法用量】丸剂：饭后服用，一次 6g，一日 2～3 次，15 天为一疗程。胶囊：口服，一次 2 粒，一日 3 次。疗程 2 周。

【不良反应】个别病例服药后谷丙转氨酶（ALT）轻度升高；偶有口干、口苦、腹痛及腹泻。

【禁忌】尚不明确。

【注意事项】①忌烟、酒及辛辣、油腻食物。②高血压、心脏病患者慎服。③有肝病、糖尿病、肾病等慢性病严重者应在医师指导下服用。④儿童、妊娠期妇女、哺乳期妇女及年老体弱者应在医师指导下服用。⑤高血压头痛及不明原因的头痛者，应去医院就诊。⑥初发头痛服药 3 天症状无缓解，应去医院就诊。⑦经常性头痛者服药 15 天症状无缓解，应去医院就诊。⑧严格按照用法用量服用，本品不宜长期服用。⑨运动员慎用。⑩对本品过敏者禁用，过敏体质者慎用。⑪本品性状发生改变时禁止使用。⑫儿童必须在成人监护下使用。⑬请将本品放在儿童不能接触到的地方。⑭如正在使用其他药品，使用本品前请咨询医师或药师。

【药物相互作用】如与其他药物同时使用可能会发生药物相互作用，详情请咨询医师或药师。

养血清脑丸（颗粒）

【主要成分】当归、川芎、白芍、熟地黄、钩藤、夏枯草、决明子、珍珠母、延胡索、细辛。

【功能主治】养血平肝，活血通络。用于血虚肝旺所致的头痛，眩晕眼花，心烦易怒，失眠多梦。

【规格】丸剂：每袋装2.5g；颗粒剂：每袋装4g。

【用法用量】丸剂：口服，一次1袋，一日3次。颗粒剂：口服，一次1袋，一日3次。

【不良反应】偶见恶心、呕吐，罕见皮疹，停药后即可消失。

【禁忌】尚不明确。

【注意事项】①忌烟、酒及辛辣、油腻食物；②低血压者慎服；③肝病、肾病、糖尿病等慢性病严重者应在医师指导下服用；④儿童、妊娠期妇女、哺乳期妇女、年老体弱者应在医师指导下服用；⑤服药3天症状无缓解，应去医院就诊；⑥严格按照用法用量服用，本品不宜长期服用；⑦对本品过敏者禁用，过敏体质者慎用；⑧本品性状发生改变时禁止使用；⑨请将本品放在儿童不能接触到的地方；⑩如正在使用其他药品，使用本品前请咨询医师或药师。

【药物相互作用】如与其他药物同时使用可能会发生药物相互作用，详情请咨询医师或药师。

消银颗粒（片）

【主要成分】生地黄、当归、苦参等十三味药。

【功能主治】清热凉血，养血润燥，祛风止痒。用于血热风燥型白疕和血虚风燥型白疕。症见皮疹为点滴状，基底鲜红色，表面覆有银白色鳞屑，或皮疹表面覆有较厚的银白色鳞屑，较干燥，基底淡红色，瘙痒较甚等。

【规格】颗粒剂：每袋装3.5g；片剂：糖衣片片芯重0.3g，薄膜衣片每片重0.32g。

【用法用量】颗粒剂：开水冲服，一次3.5g，一日3次，1个月为一疗程。片剂：口服，一次5~7片，一日3次，1个月为一疗程。

【不良反应】尚不明确。

【禁忌】尚不明确。

【注意事项】尚不明确。

【药物相互作用】如与其他药物同时使用可能会发生药物相互作用，详情请咨询医师或药师。

润燥止痒胶囊

【主要成分】何首乌、制何首乌、生地黄、桑叶、苦参、红活麻。

【功能主治】养血滋阴，祛风止痒，润肠通便。用于血虚风燥所致的皮肤瘙痒，痤疮，便秘。

【规格】胶囊：每粒装0.5g。

【用法用量】口服，一次4粒，一日3次，2周为一疗程。

【不良反应】尚不明确。

【禁忌】尚不明确。

【注意事项】①忌烟、酒及辛辣、油腻及腥发食物。②用药期间不宜同时服用温热性药物。③患处不宜用热水烫洗。④妊娠期妇女慎用，儿童、年老体弱者及患有其他疾病者应在医师指导下服用。⑤因糖尿病、肾病、肝病、肿瘤等疾病引起的皮肤瘙痒，不属本品适用范围。⑥切忌用手挤压患处，如有多量结节、囊肿、脓疱等应去医院就诊。⑦不宜滥用化妆品及外涂药物，必要时应在医师指导下使用。⑧服药7天症状无缓解，应去医院就诊。⑨对本品过敏者禁用，过敏体质者慎用。⑩本品性状发生改变时禁止使用。⑪儿童必须在成人监护下使用。⑫请将本品放在儿童不能接触到的地方。⑬如正在服用其他药品，使用本品前请咨询医师或药师。

【药物相互作用】如与其他药物同时使用可能会发生药物相互作用，详情请咨询医师或药师。

华佗再造丸

【主要成分】川芎、吴茱萸、冰片等。

【功能主治】活血化瘀，化痰通络，行气止痛。用于痰瘀阻络之中风恢复期和后遗症，症见半身不遂、拘挛麻木、口眼㖞斜、言语不清。

【规格】丸剂：每48～50丸重8g。

【用法用量】口服，一次4～8g，一日2～3次；重症者一次8～16g，或遵医嘱。

【不良反应】偶见咽干口苦、心烦易怒、多梦失眠、便秘、纳差等。

【禁忌】妊娠期妇女忌服。

【注意事项】①服药期间如有燥热感，可用白菊花蜜糖水送服，或减半服用，必要时暂停服用1～2天。②常用量：一次8g（48～50丸），早晚各服1次。连服10天，停药1天，30天为一疗程，可连服3个疗程。预防量与维持量一次4g，早晚各服1次。

【药物相互作用】如与其他药物同时使用可能会发生药物相互作用，详情请咨询医师或药师。

小活络丸

【主要成分】胆南星、制川乌、制草乌、地龙、乳香（制）、没药（制）。

【功能主治】祛风散寒，化痰除湿，活血止痛。用于风寒湿邪闭阻、痰瘀阻络所致的痹病，症见肢体关节疼痛，或冷痛，或刺痛，或疼痛夜甚、关节屈伸不利、麻木拘挛。

【规格】丸剂：每丸重3g，每6丸相当于原生药2.3g。

【用法用量】黄酒或温开水送服，一次1丸，一日2次。

【不良反应】尚不明确。

【禁忌】尚不明确。

【注意事项】妊娠期妇女禁用。本品不可整丸吞服；可分份服用或嚼服。

【药物相互作用】如与其他药物同时使用可能会发生药物相互作用，详情请咨询医师或药师。

复方风湿宁胶囊（片）

【主要成分】两面针、七叶莲、宽筋藤、过岗龙、威灵仙、鸡骨香。

【功能主治】祛风除湿，活血散瘀，舒筋止痛。用于风湿痹痛；风湿性关节炎、类风湿关节炎、痛风、软组织损伤引起的疼痛等。

【规格】胶囊：每粒装0.3g；片剂：基片重0.2g，薄膜衣片每片重0.21g、0.48g。

【用法用量】胶囊：口服，一次5粒，一日3～4次。片剂：口服，一次5片，一日3～4次，20天为一疗程。

【不良反应】尚不明确。

【禁忌】尚不明确。

【注意事项】忌与酸味食物同服，妊娠期妇女慎用。

【药物相互作用】如与其他药物同时使用可能会发生药物相互作用，详情请咨询医师或药师。

祛 湿 剂

风湿骨痛胶囊（片）

【主要成分】制川乌、制草乌、红花、木瓜、乌梅、麻黄、甘草。

【功能主治】温经散寒，通络止痛。用于寒湿闭阻经络所致的痹证，症见腰脊疼痛、四肢关节冷痛；风湿性关节炎见上述证候者。

【规格】胶囊：每粒装0.3g；片剂：每片重0.36g、0.37g。

【用法用量】胶囊：口服，一次2～4粒，一日2次。片剂：口服，一次4～6片，一日2次。

【不良反应】尚不明确。

【禁忌】尚不明确。

【注意事项】妊娠期妇女忌服。运动员慎用。

【药物相互作用】如与其他药物同时使用可能会发生药物相互作用，详情请咨询医师或药师。

追风透骨丸

【主要成分】制川乌、白芷、制草乌、香附（制）、甘草、白术（炒）、没药（制）、麻黄、川芎、乳香（制）、秦艽、地龙、当归、茯苓、赤小豆、羌活、天麻、赤芍、细辛、防风、天南星（制）、桂枝、甘松。

【功能主治】祛风除湿，通经活络，散寒止痛。用于风寒湿痹，肢节疼痛，肢体麻木。

【规格】丸剂：每10丸重1g。

【用法用量】口服，一次6g，一日2次。

【不良反应】尚不明确。

【禁忌】尚不明确。

【注意事项】不宜久服，属风热痹者及妊娠期妇女忌服。

【药物相互作用】如与其他药物同时使用可能会发生药物相互作用，详情请咨询医师或药师。

正清风痛宁缓释片（片、肠溶片）

【主要成分】盐酸青藤碱。

【功能主治】祛风除湿，活血通络，利水消肿。用于风湿与类风湿关节炎属风寒湿痹证者，症见肌肉酸痛，关节肿胀、疼痛、屈伸不利、麻木僵硬等。亦用于慢性肾炎（普通型为主）属湿邪瘀阻证者，症见反复浮肿，腰部酸痛，肢体困重，尿少，舌质紫暗或有瘀斑，苔腻等。

【规格】缓释片：每片含盐酸青藤碱 60mg；片剂：每片含盐酸青藤碱 20mg；肠溶片：每片含盐酸青藤碱 20mg。

【用法用量】缓释片：口服，用于风寒湿痹证者：一次 1～2 片，一日 2 次，2 个月为一疗程；用于慢性肾炎（普通型为主）患者：一次 2 片，一日 2 次，3 个月为一疗程。肠溶片：口服，一次 1～4 片，一日 3 次，饭前服或遵医嘱。片剂用法用量和肠溶片一样，口服，一次 1～4 片，一日 3 次，饭前服或遵医嘱。

【不良反应】皮肤潮红，灼热，瘙痒，皮疹；偶见胃肠不适，恶心，食欲减退，头昏，头痛，多汗，少数患者发生白细胞减少和血小板减少；罕见嗜睡。

【禁忌】妊娠期妇女或哺乳期妇女忌用；有哮喘病史及对青藤碱过敏者禁用。

【注意事项】①定期复查血常规（建议每个月检查一次），并注意观察血糖和胆固醇。②如出现皮疹或少数患者发生白细胞减少等副作用时，停药后即可消失。③应在医生指导下使用。

【药物相互作用】如与其他药物同时使用可能会发生药物相互作用，详情请咨询医师或药师。

五苓散（胶囊、片）

【主要成分】茯苓、泽泻、猪苓、肉桂、白术（炒）。

【功能主治】温阳化气，利湿行水。用于膀胱气化不利，水湿内聚引起的小便不利，水肿腹胀，呕逆泄泻，渴不思饮。

【规格】散剂：每袋装 6g、9g；胶囊：每粒装 0.45g；片剂：每片重 0.35g。

【用法用量】散剂：口服，一次 6～9g，一日 2 次。胶囊：口服，一次 3 粒，一日 2 次。片剂：口服，一次 4～5 片，一日 3 次。

【不良反应】尚不明确。

【禁忌】尚不明确。

【注意事项】尚不明确。

【药物相互作用】如与其他药物同时使用可能会发生药物相互作用，详情请咨询医师或药师。

肾炎康复片

【主要成分】西洋参、人参、地黄、杜仲（炒）、山药、白花蛇舌草、黑豆、土茯苓、益母草、丹参、泽泻、白茅根、桔梗。

【功能主治】益气养阴，补肾健脾，清除余毒。主治慢性肾小球肾炎，属于气阴两虚，脾肾不足，毒热未清证者，表现为神疲乏力，腰酸腿软，面浮肢肿，头晕耳鸣；蛋白尿，血尿等。

【规格】片剂：糖衣片片芯重 0.3g，薄膜衣片每片重 0.48g。

【用法用量】口服，一次 5 片，一日 3 次，小儿酌减或遵医嘱。

【不良反应】尚不明确。

【禁忌】尚不明确。

【注意事项】服药期间忌辛、辣、肥甘等刺激性食物，禁房事。小儿酌减或遵医嘱。

【药物相互作用】如与其他药物同时使用可能会发生药物相互作用，详情请咨询医师或药师。

尿毒清颗粒

【主要成分】大黄、黄芪、桑白皮、党参、白术、茯苓、制何首乌、白芍、丹参、车前草等。

【功能主治】通腑降浊，健脾利湿，活血化瘀。用于慢性肾衰竭，氮质血症期和尿毒症早期，中医辨证属脾虚湿浊证和脾虚血瘀证者。可降低肌酐、尿素氮，稳定肾功能，延缓透析时间；对改善肾性贫血，提高血钙、降低血磷也有一定作用。

【规格】颗粒剂：每袋装 5g。

【用法用量】温开水冲服。一日 4 次，6、12、18 时各服一袋，22 时服 2 袋，每日最大量 8 袋，也可另订服药时间，但两次服药间隔勿超过 8 小时。

【不良反应】①服用本品期间，如果感到不适，要尽快告诉医师或药师。情况紧急可先停止使用，必要时到医院就诊。②腹泻。调整剂量后腹泻停止。

【禁忌】本品为含糖制剂，糖尿病肾病所致肾衰竭者不宜使用。

【注意事项】①应在医师指导下按主治证候用药，按时按量服用。②按功能衰竭程度，采用相应的肾衰竭饮食，忌豆类食品。③服药后大便呈半糊状为正常现象，如呈水样便减量使用。④本品可与对肾功能无损害的抗生素，化学降压、利尿、抗酸、降尿酸药并用。⑤忌与氧化淀粉等化学吸附剂合用。

【药物相互作用】①如果用任何其他药品请告知医师或药师，包括任何从药房、超市或保健品商店购买的非处方药品。②忌与氧化淀粉等化学吸附剂合用。③忌食肥肉、动物内脏、豆类及坚果等高蛋白食物。④本品含丹参、党参、白芍，忌与含藜芦的药物同用。⑤本品含半夏，忌与含乌头的药物同用。

癃清片（胶囊）

【主要成分】泽泻、车前子、败酱草、金银花、牡丹皮、白花蛇舌草、赤芍、仙鹤草、黄连、黄柏。

【功能主治】清热解毒，凉血通淋。用于下焦湿热所致的热淋，症见尿频、尿急、尿痛、腰痛、小腹坠胀；亦用于慢性前列腺炎湿热蕴结兼瘀血证，症见小便频急，尿后余沥不尽，尿道灼热，会阴、少腹、腰骶部疼痛或不适等。

【规格】片剂：每片重 0.6g；胶囊：每粒装 0.4g、0.5g。

【用法用量】片剂：口服，一次 6 片，一日 2 次；重症者一次 8 片，一日 3 次。胶囊：一次 4 粒，一日 2 次；重症者一次 5～6 粒，一日 3 次。

【不良反应】少数患者出现轻度胃部不适，恶心，胃脘胀痛，食欲不振。

【禁忌】淋证属于肝郁气滞或脾肾两虚，膀胱气化不行者不宜使用。肝郁气滞，脾虚气陷，肾阳衰惫，肾阴亏耗所致癃闭不宜选用。

【注意事项】体虚胃寒者不宜服用。服药期间饮食宜清淡，忌烟、酒及辛辣、油腻食品，以免助湿生热。

【药物相互作用】如与其他药物同时使用可能会发生药物相互作用，详情请咨询医师或药师。

三金片

【主要成分】金樱根、菝葜、羊开口、金沙藤、积雪草。

【功能主治】清热解毒，利湿通淋，益肾。用于下焦湿热所致的热淋、小便短赤、淋漓涩痛、尿急频数；急慢性肾盂肾炎、膀胱炎、尿路感染见上述证候者；慢性非细菌性前列腺炎属肾虚湿热下注证。

【规格】片剂：每片相当于原药材 2.1g、3.5g。

【用法用量】口服，慢性非细菌性前列腺炎：一次 3 片，一日 3 次，疗程为 4 周。其他适应证：一次 3 片，一日 3～4 次。

【不良反应】偶见血清 ALT、血清谷草转氨酶（AST）轻度升高，血尿素氮（BUN）轻度升高，血白细胞（WBC）轻度降低。

【禁忌】尚不明确。

【注意事项】用药期间注意肝、肾功能的监测。

【药物相互作用】如与其他药物同时使用可能会发生药物相互作用，详情请咨询医师或药师。

癃闭舒胶囊

【主要成分】补骨脂、益母草、金钱草、海金沙、琥珀、山慈菇。

【功能主治】温肾化气，清热通淋，活血化瘀，散结止痛。用于肾气不足，湿热瘀阻之癃闭所致的尿频、尿急、尿赤、尿痛、尿细如线，小腹拘急疼痛，腰膝酸软等症；前列腺增生有以上证候者也可应用。

【规格】胶囊：每粒装 0.3g、0.45g。

【用法用量】口服，一次 3 粒，一日 2 次。

【不良反应】个别患者服药后有轻微的口渴感，胃部不适、轻度腹泻，不影响继续服药。

【禁忌】尚不明确。

【注意事项】尚不明确。

【药物相互作用】如与其他药物同时使用可能会发生药物相互作用，详情请咨询医师或药师。

尪痹颗粒（胶囊、片）

【主要成分】生地黄、熟地黄、续断、附子（制）、独活、骨碎补、桂枝、淫羊藿、防风、威灵仙、皂角刺、羊骨、白芍、狗脊（制）、知母、伸筋草、红花。

【功能主治】补肝肾，强筋骨，祛风湿，通经络。用于肝肾不足，风湿阻络所致的尪痹，症见肌肉、关节疼痛，局部肿大，僵硬畸形，屈伸不利，腰膝酸软，畏寒乏力；类风湿关节炎见有上述证候者。

【规格】颗粒剂：每袋装 3g、6g；胶囊：每粒装 0.55g；片剂：每片重 0.25g、0.5g。

【用法用量】颗粒剂：开水冲服，一次 6g，一日 3 次。胶囊：口服，一次 5 粒，一日 3 次。片剂：口服，薄膜衣片一次 4 片，一日 3 次。

【不良反应】尚不明确。

【禁忌】本品禁与含有藜芦的药品合用。

【注意事项】妊娠期妇女慎用。

【药物相互作用】如与其他药物同时使用可能会发生药物相互作用，详情请咨询医师或药师。

风湿液

【主要成分】独活、寄生、羌活、防风、秦艽、木瓜、鹿角胶、鳖甲胶、牛膝、当归、白芍、川芎、红花、白术、甘草、红曲。

【功能主治】补养肝肾，养血通络，祛风除湿。用于肝肾血亏、风寒湿痹引起的骨节疼痛，四肢麻木；风湿性、类风湿性疾病见上述证候者。

【规格】酒剂：每瓶装 10ml、100ml、250ml。

【用法用量】口服，一次 10～15ml，一日 2～3 次。

【不良反应】尚不明确。

【禁忌】妊娠期妇女忌服。

【注意事项】①忌寒凉及油腻食物。②本品宜饭后服用。③不宜在服药期间同时服用其他泻火及滋补性中药。④热痹者不适用，主要表现为关节肿痛如灼、痛处发热，疼痛窜痛无定处，口干唇燥。⑤有高血压、心脏病、肝病、糖尿病、肾病等慢性病严重者应在医师指导下服用。⑥严格按照用法用量服用。⑦服药 7 天症状无缓解，应去医院就诊。⑧哺乳期妇女、年老体弱者应在医师指导下服用。⑨对乙醇及本品过敏者禁用，过敏体质者慎用。⑩本品性状发生改变时禁止使用。⑪请将本品放在儿童不能接触到的地方。⑫如正在使用其他药品，使用本品前请咨询医师或药师。

【药物相互作用】如与其他药物同时使用可能会发生药物相互作用，详情请咨询医师或药师。

普乐安胶囊（片）

【主要成分】油菜花花粉。

【功能主治】补肾固本。用于肾气不固，腰膝酸软，尿后余沥或失禁；慢性前列腺炎、前列腺增生见上述证候者。

【规格】胶囊：每粒装 0.375g；片剂：每片重 0.57g（含油菜花花粉 0.5g）、0.64g（含油菜花花粉 0.5g）。

【用法用量】胶囊：口服，一次 4～6 粒，一日 3 次。片剂：口服，一次 3～4 片，一日 3 次。

【不良反应】少数患者用药后有轻度大便溏薄现象，但不影响继续治疗。

【禁忌】尚不明确。

【注意事项】对本品过敏者禁用，过敏体质者慎用。

【药物相互作用】如与其他药物同时使用可能会发生药物相互作用，详情请咨询医师或药师。

克痢痧胶囊

【主要成分】白芷、苍术、石菖蒲、细辛、荜茇、鹅不食草、猪牙皂、丁香、硝石、白矾、雄黄、冰片。

【功能主治】解毒辟秽，理气止泻。用于泄泻和痧气（中暑）。

【规格】胶囊：每粒装 0.28g。

【用法用量】口服，一次 2 粒，一日 3～4 次。

【不良反应】尚不明确。

【禁忌】婴幼儿、妊娠期妇女、哺乳期妇女禁用；肝肾功能不全者禁服。

【注意事项】①饮食宜清淡，忌辛辣、生冷、油腻食物。②不宜在服药期间同时服用滋补性中药。③有慢性结肠炎、溃疡性结肠炎便脓血等慢性病史者，患泄泻后应去医院就诊。④有高血压、心脏病、糖尿病等慢性病严重者应在医师指导下服用。⑤本品不宜长期服用，服药 3 天症状无缓解，应去医院就诊。⑥严格按照用法用量服用，儿童、年老体弱者应在医师指导下服用。⑦对本品过敏者禁用，过敏体质者慎用。⑧药品性状发生改变时禁止服用。⑨儿童必须在成人监护下使用。⑩请将本品放在儿童不能接触到的地方。⑪如正在服用其他药品，使用本品前请咨询医师或药师。

【药物相互作用】如与其他药物同时使用可能会发生药物相互作用，详情请咨询医师或药师。

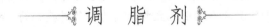

调 脂 剂

血脂康胶囊

【主要成分】红曲。

【功能主治】除湿祛痰，活血化瘀，健脾消食。用于脾虚痰瘀阻滞证，症见气短、乏力、头晕、头痛、胸闷、腹胀、食少纳呆等；也可用于高脂血症及动脉粥样硬化引起的心脑血管疾病的辅助治疗。

【规格】胶囊：每粒装 0.3g。

【用法用量】口服，一次 2 粒，一日 2 次，早晚饭后服用；轻、中度患者一日 2 粒，晚饭后服用或遵医嘱。

【不良反应】①一般耐受性良好，大部分副作用轻微而短暂。②本品常见不良反应为胃肠道不适，如胃痛、腹胀、胃部灼热等。③偶可引起血清氨基转移酶和肌酸磷酸激酶可逆性升高。④罕见乏力、口干、头晕、头痛、肌痛、皮疹、胆囊疼痛、浮肿、结膜充血和泌尿道刺激症状。

【禁忌】①对本品过敏者禁用。②活动性肝炎或无法解释的血清氨基转移酶升高者禁用。

【注意事项】①用药期间应定期检查血脂、血清氨基转移酶和肌酸磷酸激酶；有肝病史者服用本品尤其要注意肝功能的监测。②在本品治疗过程中，如发生血清氨基转移酶增高达正常高限3倍，或血清肌酸磷酸激酶显著增高时，应停用本品。③不推荐妊娠期妇女及哺乳期妇女使用。④儿童用药的安全性和有效性尚未确定。

【药物相互作用】如与其他药品同时使用可能会发生药物相互作用，详情请咨询医师或药师。

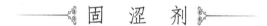

固　涩　剂

缩泉丸（胶囊）

【主要成分】山药、益智仁（盐炒）、乌药。

【功能主治】滋阴补肾。用于肾虚所致的小便频数，夜间遗尿。

【规格】丸剂：每20丸重1g；胶囊：每粒装0.3g。

【用法用量】丸剂：口服，一次3～6g，一日3次。胶囊：口服，成人一次6粒，5岁以上儿童一次3粒，一日3次。

【不良反应】尚不明确。

【禁忌】尚不明确。

【注意事项】①忌辛辣、生冷、油腻食物。②感冒发热患者不宜服用。③本品宜饭前服用。④有高血压、心脏病、肝病、糖尿病、肾病等慢性病严重者应在医师指导下服用。⑤儿童、妊娠期妇女应在医师指导下服用。⑥服药2周症状无缓解，应去医院就诊。⑦对本品过敏者禁用，过敏体质者慎用。⑧本品性状发生改变时禁止使用。⑨儿童必须在成人监护下使用。⑩请将本品放在儿童不能接触到的地方。⑪如正在使用其他药品，使用本品前请咨询医师或药师。

【药物相互作用】如与其他药物同时使用可能会发生药物相互作用，详情请咨询医师或药师。

外科用药

清 热 剂

消炎利胆片（颗粒、胶囊）

【主要成分】穿心莲、溪黄草、苦木。

【功能主治】清热，祛湿，利胆。用于肝胆湿热所致的胁痛、口苦；急性胆囊炎、胆管炎见上述证候者。

【规格】片剂：薄膜衣小片重 0.26g（相当于饮片 2.6g），薄膜衣大片重 0.52g（相当于饮片 5.2g），糖衣片片芯重 0.25g（相当于饮片 2.6g）；颗粒剂：每袋装 2.5g；胶囊：每粒装 0.45g。

【用法用量】片剂：口服，一次 6 片，一日 3 次。颗粒剂：温开水送服，一次 2.5g（1 袋），一日 3 次。胶囊：口服，一次 4 粒，一日 3 次，或遵医嘱。

【不良反应】尚不明确。

【禁忌】尚不明确。

【注意事项】服药期间忌烟、酒及油腻、厚味食物。

【药物相互作用】如与其他药物同时使用可能会发生药物相互作用，详情请咨询医师或药师。

金钱胆通颗粒

【主要成分】连钱草、金钱草、茵陈、虎杖、柴胡、蒲公英、香附（制）、丹参、决明子、乌梅。

【功能主治】清利湿热，疏通肝胆，止痛排石。用于胆石症湿热郁结于少阳胆腑之胁痛，痛在右胁，固定不移，或继发绞痛，上引肩背，便秘尿黄，甚至身目俱黄，发热，舌质暗红，苔厚腻或黄腻，脉弦滑或弦紧。

【规格】颗粒剂：每袋装 8g。

【用法用量】开水冲服，一日 4 次，第一次 2 袋，后三次各服 1 袋，3 周为一疗程。

【不良反应】尚不明确。

【禁忌】尚不明确。

【注意事项】尚不明确。

【药物相互作用】如与其他药物同时使用可能会发生药物相互作用，详情请咨询医师或药师。

银屑胶囊（颗粒）

【主要成分】土茯苓、菝葜。

【功能主治】祛风解毒。用于银屑病。

【规格】胶囊：每粒装 0.45g；颗粒剂：每袋装 6g（相当于饮片 27g）、15g（相当于原药材 27g）。

【用法用量】胶囊：口服，一次 4 粒，一日 2～3 次，或遵医嘱。颗粒剂：开水冲服，一次 1 袋，一日 2～3 次，或遵医嘱。

【不良反应】尚不明确。

【禁忌】尚不明确。

【注意事项】①用药期间勿饮酒及吸烟，禁刺激性食物。②按照用法用量服用，若长期服用应咨询医师。③药品性状发生改变时禁止服用。④请将本品放在儿童不能接触到的地方。⑤如正在服用其他药物，使用本品前请咨询医师或药师。

【药物相互作用】如与其他药物同时使用可能会发生药物相互作用，详情请咨询医师或药师。

除湿止痒软膏

【主要成分】蛇床子、黄连、黄柏、白鲜皮、苦参、虎杖、紫花地丁、地肤子、萹蓄、茵陈、苍术、花椒、冰片。

【功能主治】清热除湿，祛风止痒。用于急性、亚急性湿疹证属湿热或湿阻的辅助治疗。

【规格】软膏剂：每支装 10g。

【用法用量】外用，一日 3～4 次，涂抹于患处。

【不良反应】尚不明确。

【禁忌】尚不明确。

【注意事项】尚不明确。

【药物相互作用】尚不明确。

金蝉止痒胶囊

【主要成分】金银花、栀子、黄芩、苦参、黄柏、龙胆、白芷、白鲜皮、蛇床子、蝉蜕、连翘、地肤子、地黄、青蒿、广藿香、甘草。

【功能主治】清热解毒，燥湿止痒。适用于湿热内蕴所引起的丘疹性荨麻疹，夏季皮炎等皮肤瘙痒症状。

【规格】胶囊：每粒装 0.5g。

【用法用量】口服，一次 6 粒，一日 3 次，饭后服用。

【不良反应】少数患者出现口干、食欲减退、恶心、呕吐、腹泻、头昏，停药后可消失。

【禁忌】妊娠期妇女禁用。

【注意事项】婴幼儿、脾胃虚寒者慎用。

【药物相互作用】如与其他药物同时使用可能会发生药物相互作用，详情请咨询医师或药师。

季德胜蛇药片

【主要成分】重楼、干蟾皮、蜈蚣、地锦草等药味。

【功能主治】清热，解毒，消肿止痛。用于毒蛇、毒虫咬伤。

【规格】片剂：每片重0.4g。

【用法用量】外用，被毒虫咬伤后，以本品和水外搽，即可消肿止痛。口服，第一次20片，以后每隔6小时续服10片，危急重症者将剂量增加10～20片并适当缩短服药间隔时间。不能口服药者，可行鼻饲法给药。

【不良反应】尚不明确。

【禁忌】尚不明确。

【注意事项】妊娠期妇女忌用；脾胃虚寒者慎用；肝肾功能不全者慎用；本品不可过服久服。若用药后出现皮肤过敏反应需及时停用。忌辛辣、油腻食物。

【药物相互作用】如与其他药物同时使用可能会发生药物相互作用，详情请咨询医师或药师。

肛泰栓（软膏）

【主要成分】地榆炭、五倍子、冰片、盐酸小檗碱、盐酸罂粟碱。

【功能主治】凉血止血，清热解毒，燥湿敛疮，消肿止痛。适用于湿热下注所致的内痔、混合痔的内痔部分Ⅰ、Ⅱ期出现的便血、肿胀、疼痛，以及炎性外痔出现的肛门坠胀疼痛、水肿、局部不适。

【规格】栓剂：每粒重1g；软膏剂：每支装10g。

【用法用量】栓剂：肛门给药，一次1粒，一日1～2次，或遵医嘱，睡前或便后外用。使用时先将配备的指套戴在食指上，撕开栓剂包装，取出栓剂，轻轻塞入肛门内约2cm。软膏剂：肛门给药，一次1g，一日1～2次，或遵医嘱，睡前或便后外用。使用时先将患部用温水洗净，擦干，然后将药管上的盖拧下，揭掉封口膜，用药前取出1个给药管，套在药管上拧紧，插入肛门内适量给药或外涂于患部。

【不良反应】个别患者出现轻度腹部不适和腹泻。

【禁忌】对本品成分有过敏史者、严重肾功能不全者禁用。妊娠期妇女禁用。完全性房室传导阻滞时禁用。溶血性贫血患者及葡萄糖-6-磷酸脱氢酶缺乏患者禁用。

【注意事项】栓剂：①本品禁止内服。②忌烟、酒及辛辣、油腻、刺激性食物。③保持大便通畅。④本品含盐酸小檗碱、盐酸罂粟碱，肝肾功能不全者慎用，心脏病患者慎用，青光眼患者应定期检查眼压。⑤有高血压、肝病、糖尿病、肾病或血液病等慢性病患者应在医师指导下使用。⑥儿童、哺乳期妇女、年老体弱者应在医师指导下使用。⑦本品仅对痔疮合并有少量便血、肿胀及疼痛者有效，如便血量较多或原因不明的便血，或内痔便后脱出不能自行还纳肛内，均需到医院就诊。⑧本品放置过程中有时会析出白霜，系基质所致，属正常现象，不影响疗效。⑨30℃以下保存，如超过30℃出现软化，可放入冰箱或浸入冷水中变硬后使用，不影响疗效。⑩放置时动作宜轻柔，避免出血。⑪置入适当深度以防滑脱。⑫严格按照用法用量使用，用药3天症状无缓解，应去医院就诊。⑬本品不宜长期使用，亦不宜作为预防用药或1日内多次重复使用。⑭对本品过敏者禁用，过敏体质者禁用。⑮本品性状发生改变时禁止使用。⑯儿童必须在成人监护下使用。⑰请将本品放在儿童不能接触到的地方。⑱如正在使用其他药品，使用本品前请咨询医师或药师。软膏剂：肝肾功能不全者慎用。

【药物相互作用】尚不明确。如与其他药物同时使用可能会发生药物相互作用，详情请咨询医师或药师。

复方黄柏液涂剂（复方黄柏液）

【主要成分】黄柏、连翘、金银花等。

【功能主治】清热解毒，消肿祛腐。用于疮疡溃后，伤口感染，属阳证者。

【规格】涂剂：每毫升相当于饮片 0.2g。

【用法用量】外用，浸泡纱布条外敷于感染伤口内，或破溃的脓肿内。

【不良反应】尚不明确。

【禁忌】尚不明确。

【注意事项】①使用本品前应注意按常规换药法清洁或清创病灶。②开瓶后，不宜久存。③妊娠期妇女慎用。

【药物相互作用】如与其他药物同时使用可能发生药物相互作用，详情请咨询医师或药师。

连翘败毒丸（膏、片）

【主要成分】金银花、连翘、大黄、紫花地丁、蒲公英、栀子、白芷、黄芩、赤芍、浙贝母、桔梗、玄参、木通、防风、白鲜皮、甘草、蝉蜕、天花粉。

【功能主治】清热解毒，消肿止痛。用于疮疖溃烂，灼热发热，流脓流水，丹毒疮疹，疥癣痛痒。

【规格】丸剂：每袋装 9g，每 100 丸重 6g；煎膏剂：每袋装 15g，每瓶装 60g、120g、180g；片剂：每片重 0.6g。

【用法用量】丸剂：口服，一次 9g，一日 1 次。煎膏剂：口服，一次 15g，一日 2 次。片剂：口服，一次 4 片，一日 2 次。

【不良反应】尚不明确。

【禁忌】妊娠期妇女禁用。

【注意事项】①忌烟、酒及辛辣食物。②不宜在服药期间同时服用滋补性中药。③高血压、心脏病患者慎服。④有糖尿病、肝病、肾病等慢性病严重者应在医师指导下服用。⑤服药 3 天症状无缓解，应去医院就诊。⑥儿童、年老体弱者应在医师指导下服用。⑦对本品过敏者禁用，过敏体质者慎用。⑧本品性状发生改变时禁止使用。⑨儿童必须在成人监护下使用。⑩请将本品放在儿童不能接触到的地方。⑪如正在使用其他药品，使用本品前请咨询医师或药师。

【药物相互作用】如与其他药物同时使用可能会发生药物相互作用，详情请咨询医师或药师。

如意金黄散

【主要成分】姜黄、大黄、黄柏、苍术、厚朴、陈皮、甘草、生天南星、白芷、天花粉。

【功能主治】清热解毒，消肿止痛。用于热毒瘀滞肌肤所致的疮疖肿痛，症见肌肤红、肿、热、痛；亦可用于跌打损伤。

【规格】散剂：每袋（瓶）装3g、6g、9g、12g、30g。

【用法用量】外用。用于红肿、烦热、疼痛，用清茶调敷；用于漫肿无头，用醋或葱酒调敷；亦可用植物油或蜂蜜调敷。一日数次。

【不良反应】尚不明确。

【禁忌】尚不明确。

【注意事项】①本品为外用药，不可内服。②用毕洗手，切勿接触眼睛、口腔等黏膜处。③皮肤破溃处禁用。④忌辛辣刺激性食物。⑤儿童、妊娠期妇女、哺乳期妇女、年老体弱者应在医师指导下使用。⑥疮疖较重或局部变软化脓或已破溃者应去医院就诊。⑦全身高热者应去医院就诊。⑧本品不宜长期或大面积使用，用药后局部出现皮疹等过敏表现者应停用。⑨用药3天症状无缓解，应去医院就诊。⑩对本品过敏者禁用，过敏体质者慎用。⑪本品性状发生改变时禁止使用。⑫儿童必须在成人监护下使用。⑬请将本品放在儿童不能接触到的地方。⑭如正在使用其他药品，使用本品前请咨询医师或药师。

【药物相互作用】如与其他药物同时使用可能会发生药物相互作用，详情请咨询医师或药师。

地榆槐角丸

【主要成分】地榆（炭）、槐角（蜜炙）、槐花（炒）、大黄、黄芩、地黄、当归、赤芍、红花、防风、荆芥穗、枳壳（麸炒）。

【功能主治】疏风凉血，泻热润燥。用于脏腑实热，大肠火盛所致的内痔少量便血，便秘，肛门肿痛。

【规格】丸剂：每丸重9g，每100丸重10g。

【用法用量】口服，一次1丸，一日2次；一次5g（50丸），一日2次。

【不良反应】尚不明确。

【禁忌】妊娠期妇女禁用。

【注意事项】①忌烟、酒，忌辛辣、油腻及刺激性食物。②用药期间不宜同时服用温热性药物。③经期及哺乳期妇女慎用，儿童及年老体弱者应在医师指导下服用。④有高血压、心脏病、肝病、糖尿病、肾病等慢性病严重者均应在医师指导下服用。⑤脾虚大便溏者慎用。⑥内痔出血过多或原因不明的便血应去医院就诊。⑦严格按照用法用量服用，服药3天症状无缓解，应去医院就诊。⑧本品不宜长期服用。⑨对本品过敏者禁用，过敏体质者慎用。⑩本品性状发生改变时禁止使用。⑪儿童必须在成人监护下使用。⑫请将本品放在儿童不能接触到的地方。⑬如正在使用其他药品，使用本品前请咨询医师或药师。

【药物相互作用】如与其他药物同时使用可能会发生药物相互作用，详情请咨询医师或药师。

湿润烧伤膏

【主要成分】黄连、黄柏、黄芩、地龙、罂粟壳。

【功能主治】清热解毒，止痛，生肌。用于各种烧伤、烫伤、灼伤。

【规格】软膏剂：每克相当于饮片0.21g。

【用法用量】外用。涂于烧伤、烫伤、灼伤等创面（厚度薄于 1mm），每 4～6 小时更换新药。换药前，须将残留在创面上的药物及液化物拭去。暴露创面用药。

【不良反应】尚不明确。

【禁忌】尚不明确。

【注意事项】①芝麻过敏者慎用。②对由烧伤创面引起的全身性发病者须在烧伤湿性医疗技术医师指导下使用。③夏季高温或反复挤压、碰撞会使该膏体变稀，但这种改变并不影响药效。如出现此种情况，可拧紧软管盖于开水中热浸数分钟，取出后倒置，自然冷却至室温，即可恢复原状。④运动员慎用。

【药物相互作用】如与其他药物同时使用可能会发生药物相互作用，详情请咨询医师或药师。

排石颗粒

【主要成分】连钱草、车前子（盐炒）、木通、徐长卿、石韦、忍冬藤、滑石、瞿麦、苘麻子、甘草。

【功能主治】清热利水，通淋排石。用于下焦湿热所致的石淋，症见腰腹疼痛、排尿不畅或伴有血尿；尿路结石见上述证候者。

【规格】颗粒剂：每袋装 5g、20g。

【用法用量】开水冲服，一次 1 袋，一日 3 次，或遵医嘱。

【不良反应】尚不明确。

【禁忌】尚不明确。

【注意事项】脾虚便溏者及妊娠期妇女慎用。服药期间应多饮水并适当活动。忌油腻食物。

【药物相互作用】如与其他药物同时使用可能会发生药物相互作用，详情请咨询医师或药师。

双石通淋胶囊

【主要成分】关黄柏、粉萆薢、败酱草、青黛、滑石、车前子、石菖蒲、茯苓、苍术、丹参。

【功能主治】清热利尿，化浊通淋。用于慢性前列腺炎湿热壅阻证，症见尿道灼热，小便频急，尿后余沥不尽，尿后滴白，阴部潮湿，会阴、少腹、腰骶部疼痛或不适，舌质红苔黄，脉弦或弦滑等。

【规格】胶囊：每粒装 0.5g。

【用法用量】口服，一次 4 粒，一日 3 次。

【不良反应】个别患者用药后出现胃脘胀满等轻度胃肠道不适。

【禁忌】尚不明确。

【注意事项】忌辛辣刺激食物。

【药物相互作用】如与其他药物同时使用可能会发生药物相互作用，详情请咨询医师或药师。

马应龙麝香痔疮膏

【主要成分】冰片、炉甘石、人工牛黄、硼砂、人工麝香、珍珠、琥珀；辅料为凡士林、羊毛脂、二甲亚砜。

【功能主治】清热燥湿，活血消肿，祛腐生肌。用于湿热瘀阻所致的痔疮、肛裂，症见大便出血，或疼痛、有下坠感；亦用于肛周湿疹。

【规格】软膏剂：每支装 10g。

【用法用量】外用，取适量涂搽患处。

【不良反应】尚不明确。

【禁忌】忌烟、酒及辛辣、油腻、刺激性食物。

【注意事项】①本品为外用药，禁止内服。②用毕洗手，切勿接触眼睛、口腔等黏膜处。③保持大便通畅。④妊娠期妇女慎用或遵医嘱。儿童、哺乳期妇女、年老体弱者应在医师指导下使用。⑤内痔出血过多或原因不明的便血应去医院就诊。⑥用药 3 天症状无缓解，应去医院就诊。⑦对本品过敏者禁用，过敏体质者慎用。⑧药品性状发生改变时禁止使用。⑨儿童必须在成人监护下使用。⑩请将本品放在儿童不能接触到的地方。⑪如正在使用其他药品，使用本品前请咨询医师或药师。⑫运动员慎服。

【药物相互作用】如与其他药物同时使用可能会发生药物相互作用，详情请咨询医师或药师。

内消瘰疬丸

【主要成分】夏枯草、玄参、大青盐、海藻、浙贝母、薄荷、天花粉、蛤壳（煅）、白蔹、连翘、大黄（熟）、甘草、地黄、桔梗、枳壳、当归、玄明粉；辅料为淀粉、蜂蜜。

【功能主治】软坚散结。用于瘰疬痰核或肿或痛。

【规格】丸剂：每 10 丸重 1.85g，每 100 丸重 6g，每瓶装 9g。

【用法用量】口服，一次 8 丸，一日 3 次。

【不良反应】尚不明确。

【禁忌】妊娠期妇女忌用。

【注意事项】大便稀溏者慎用。

【药物相互作用】如与其他药物同时使用可能会发生药物相互作用，详情请咨询医师或药师。

温经理气活血剂

小金丸（胶囊、片）

【主要成分】人工麝香、木鳖子（去壳去油）、制草乌、枫香脂、乳香（制）、没药（制）、五灵脂（醋炒）、当归（酒炒）、地龙、香墨。

【功能主治】散结消肿，化瘀止痛。用于阴疽初起，皮色不变，肿硬作痛，多发性脓肿，瘿瘤，瘰疬，乳岩，乳癖。

【规格】丸剂：每 10 丸重 6g，每 100 丸重 3g、6g；胶囊：每粒装 0.3g、0.35g；片剂：每片重 0.36g。

【用法用量】丸剂：打碎后口服，一次 20～50g，一日 2 次；小儿酌减。胶囊：口服，一次 3~7 粒，一日 2 次；小儿酌减。片剂：口服，一次 2~3 片，一日 2 次；小儿酌减。

【不良反应】偶有皮肤红肿、瘙痒等过敏反应，停药后上述症状自行消失。过敏体质者慎用。

【禁忌】妊娠期妇女禁用；不可与人参制剂同服。

【注意事项】①忌辛辣、油腻、海鲜等食品。②本品含有乳香、没药，脾胃虚弱者慎用。③本品含制草乌，应在医师指导下服用。④过敏体质者慎用。⑤运动员慎用。⑥肝肾功能不全者慎用。

【药物相互作用】本品内有五灵脂，不可与人参制剂同服。

西黄丸（胶囊）

【主要成分】牛黄、乳香（醋制）、没药（醋制）、麝香。

【功能主治】清热解毒，和营消肿。用于痈疽疔毒，瘰疬，流注，癌肿等。

【规格】丸剂：每 20 丸重 1g，每瓶装 3g；胶囊：每粒装 0.25g。

【用法用量】丸剂：口服，一次 3g，一日 2 次。胶囊：口服，一次 4~8 粒，一日 2 次。

【不良反应】尚不明确。

【禁忌】尚不明确。

【注意事项】妊娠期妇女忌服。

【药物相互作用】如与其他药物同时使用可能会发生药物相互作用，详情请咨询医师或药师。

红金消结胶囊（片）见内科用药-祛瘀剂。

脉管复康片（胶囊）

【主要成分】丹参、鸡血藤、郁金、乳香、没药。

【功能主治】活血化瘀，通经活络。用于瘀血阻滞，脉管不通引起的脉管炎、硬皮病、动脉硬化性下肢血管闭塞症。

【规格】片剂：每片重 0.3g、0.6g；胶囊：每粒装 0.45g。

【用法用量】片剂：口服，一次 8 片，一日 3 次。胶囊：口服，一次 4 粒，一日 3 次。

【不良反应】尚不明确。

【禁忌】尚不明确。

【注意事项】经期减量，妊娠期妇女及肺结核患者遵医嘱服用。

【药物相互作用】如与其他药物同时使用可能会发生药物相互作用，详情请咨询医师或药师。

京万红软膏

【主要成分】地榆、当归、桃仁、紫草、金银花、五倍子、白芷、血竭、木鳖子、冰片、罂粟壳、地黄、黄连、血余炭、棕榈、半边莲、土鳖虫、白蔹、黄柏、红花、大黄、苦参、槐米、木瓜、苍术、赤芍、黄芩、胡黄连、川芎、栀子、乌梅、乳香、没药等。

【功能主治】活血解毒，消肿止痛，祛腐生肌。用于轻度水、火烫伤，疮疡肿痛，创面溃烂。

【规格】软膏剂：每支装 10g、20g，每瓶装 30g、50g。

【用法用量】用生理盐水清理创面，涂敷本品或将本品涂于消毒纱布上，敷盖创面，用消毒纱布包扎，每日换药一次。

【不良反应】尚不明确。

【禁忌】尚不明确。

【注意事项】①本品为外用药，不可内服。②妊娠期妇女慎用。③本药使用时应注意全身情况，如有高热、全身发抖等症状时，应及时去医院就诊。④重度烧烫伤时不宜自我治疗，应去医院就诊。⑤烫伤局部用药一定要注意创面的清洁干净，在清洁的环境下最好采用暴露疗法。⑥轻度烧烫伤者，用药 1 天内症状无改善或创面有脓苔应去医院就诊。⑦对本品过敏者禁用，过敏体质者慎用。⑧本品性状发生改变时禁止使用。⑨儿童必须在成人监护下使用。⑩请将本品放在儿童不能接触到的地方。⑪如正在使用其他药品，使用本品前请咨询医师或药师。⑫运动员慎用。

【药物相互作用】如与其他药物同时使用可能会发生药物相互作用，详情请咨询医师或药师。

灵泽片

【主要成分】乌灵菌粉、莪术、浙贝母、泽泻。

【功能主治】益肾活血，散结利水。用于轻中度良性前列腺增生肾虚血瘀湿阻证出现的尿频，排尿困难，尿线变细，淋漓不尽，腰膝酸软等症。

【规格】片剂：每片重 0.58g。

【用法用量】口服，一次 4 片，一日 3 次，疗程为 6 周。

【不良反应】①部分患者用药后出现口干、呃逆、恶心、胃胀、胃酸、胃痛、腹泻等。②少数患者用药后出现 ALT、AST 升高。

【禁忌】尚不明确。

【注意事项】有胃十二指肠溃疡及各种急慢性胃炎、肠炎者慎用。

【药物相互作用】如与其他药物同时使用可能会发生药物相互作用，详情请咨询医师或药师。

妇科用药

——｛理 血 剂｝——

益母草膏（颗粒、胶囊、片）

【主要成分】益母草。

【功能主治】活血调经。用于血瘀所致的月经不调，症见经水量少。

【规格】煎膏剂：每瓶装 125g、250g；颗粒剂：每袋装 15g；胶囊：每粒装 0.36g（相当于原药材 2.5g）；片剂：糖衣片每片重 0.25g，薄膜衣片每片重 0.28g、0.6g。

【用法用量】煎膏剂：口服，一次 10g，一日 1～2 次。颗粒剂：开水冲服，一次 1 袋，一日 2 次。胶囊：口服，一次 3～4 粒，一日 3 次。片剂：口服，一次 3～4 片，一日 2～3 次。

【不良反应】尚不明确。

【禁忌】妊娠期妇女禁用。

【注意事项】①忌辛辣、生冷食物。②糖尿病患者及有高血压、心脏病、肝病、肾病等慢性病严重者应在医师指导下服用。③青春期少女及更年期妇女应在医师指导下服用。④各种流产后腹痛伴有阴道出血者应去医院就诊。⑤平素月经正常，突然出现月经过少，或经期错后，或阴道不规则出血者应去医院就诊。⑥服药 2 周症状无缓解，应去医院就诊。⑦对本品过敏者禁用，过敏体质者慎用。⑧本品性状发生改变时禁止使用。⑨请将本品放在儿童不能接触到的地方。⑩如正在使用其他药品，使用本品前请咨询医师或药师。

【药物相互作用】如与其他药物同时使用可能会发生药物相互作用，详情请咨询医师或药师。

少腹逐瘀丸（颗粒、胶囊）

【主要成分】当归、蒲黄、五灵脂（醋炒）、赤芍、小茴香（盐炒）、延胡索（醋制）、没药（炒）、川芎、肉桂、炮姜；辅料为蜂蜜。

【功能主治】温经活血，散寒止痛。用于寒凝血瘀所致的月经后期、痛经，症见行经后错、行经小腹冷痛、经血紫暗、有血块。

【规格】丸剂：每丸重 9g；颗粒剂：每袋装 1.6g、5g；胶囊：每粒装 0.45g。

【用法用量】丸剂：温黄酒或温开水送服，一次 1 丸，一日 2～3 次。颗粒剂：开水冲服，一次 1.6g，一日 2～3 次，或遵医嘱。胶囊：温开水送服，一次 3 粒，一日 3 次，或遵医嘱。

【不良反应】尚不明确。

【禁忌】妊娠期妇女忌服。

【注意事项】①忌生冷食物，不宜洗凉水澡。②服药期间不宜同时服用人参或其制剂。

③感冒发热患者不宜服用。④有高血压、心脏病、肝病、糖尿病、肾病等慢性病严重者应在医师指导下服用。⑤青春期少女及更年期妇女应在医师指导下服用。⑥月经过多者应及时去医院就诊。⑦平素月经正常，突然出现月经过少，或经期错后，或阴道不规则出血者应去医院就诊。⑧治疗痛经，宜在经前3~5天开始服药，连服1周。⑨如有生育要求应在医师指导下服用。⑩服药后痛经不减轻，或重度痛经者，应去医院就诊。⑪治疗月经不调，服药1个月症状无缓解，应去医院就诊。⑫对本品过敏者禁用，过敏体质者慎用。⑬本品性状发生改变时禁止使用。⑭请将本品放在儿童不能接触到的地方。

【药物相互作用】如与其他药物同时使用可能会发生药物相互作用，详情请咨询医师或药师。

茜芷胶囊

【主要成分】川牛膝、三七、茜草、白芷。

【功能主治】活血止血，祛瘀生新，消肿止痛。用于气滞血瘀所致的子宫出血过多，时间延长，淋漓不止，小腹疼痛；药物流产后子宫出血量多见上述证候者。

【规格】胶囊：每粒装0.4g。

【用法用量】饭后温开水送服，一次5粒，一日3次，连服9天为一疗程，或遵医嘱。

【不良反应】少数患者服药后胃脘部不适，一般不影响继续用药；偶见皮疹，可对症处理。

【禁忌】妊娠期妇女禁服。

【注意事项】大出血者注意综合治疗。

【药物相互作用】如与其他药物同时使用可能会发生药物相互作用，详情请咨询医师或药师。

坤宁颗粒（口服液）

【主要成分】益母草、当归、赤芍、丹参、郁金、牛膝、枳壳、木香、荆芥（炒炭）、干姜（炒炭）、茜草。

【功能主治】活血行气，止血调经。气滞血瘀所致的妇女月经过多，经期延长。

【规格】颗粒剂：每袋装8g、15g；合剂：每支装10ml。

【用法用量】颗粒剂：经期口服，一次15g，一日3次。合剂：经期或阴道出血期间口服，一次20ml，一日3次。

【不良反应】尚不明确。

【禁忌】尚不明确。

【注意事项】急性大出血者慎用。

【药物相互作用】如与其他药物同时使用可能会发生药物相互作用，详情请咨询医师或药师。

葆宫止血颗粒

【主要成分】牡蛎（煅）、白芍、侧柏叶（炒炭）、地黄、金樱子、柴胡（醋炙）、三七、仙鹤草、椿皮、大青叶。

【功能主治】固经止血，滋阴清热。用于冲任不固、阴虚血热所致的月经过多、经期延长，症见月经量多或经期延长，经色深红、质稠，或有小血块，腰膝酸软，咽干口燥，潮热心烦，舌红少津，苔少或无苔，脉细数；功能性子宫出血及上环后子宫出血见上述证候者。

【规格】颗粒剂：每袋装 15g。

【用法用量】开水冲服，一次 1 袋，一日 2 次。月经来后开始服药，14 天为一疗程，连续服用 2 个月经周期。

【不良反应】尚不明确。

【禁忌】尚不明确。

【注意事项】尚不明确。

【药物相互作用】尚不明确。

妇科十味片

【主要成分】醋香附、川芎、当归、醋延胡索、白术、甘草、大枣、白芍、赤芍、熟地黄、碳酸钙；辅料为淀粉、蔗糖、硬脂酸镁。

【功能主治】养血疏肝，调经止痛。用于血虚肝郁所致的月经不调、痛经、月经前后诸证，症见行经后错，经水量少，有血块，行经小腹疼痛，血块排出痛减，经前双乳胀痛、烦躁，食欲不振。

【规格】片剂：每片重 0.3g。

【用法用量】口服，一次 4 片，一日 3 次。

【不良反应】尚不明确。

【禁忌】尚不明确。

【注意事项】①忌辛辣、生冷食物。②感冒发热患者不宜服用。③有高血压、心脏病、肝病、糖尿病、肾病等慢性病严重者应在医师指导下服用。④青春期少女及更年期妇女应在医师指导下服用。⑤平素月经正常，突然出现月经过少，或经期错后，或阴道不规则出血者应去医院就诊。⑥服药 1 个月症状无缓解，应去医院就诊。⑦对本品过敏者禁用，过敏体质者慎用。⑧本品性状发生改变时禁止使用。⑨请将本品放在儿童不能接触到的地方。⑩如正在使用其他药品，使用本品前请咨询医师或药师。

【药物相互作用】如与其他药物同时使用可能会发生药物相互作用，详情请咨询医师或药师。

——清 热 剂——

妇科千金片（胶囊）

【主要成分】千斤拔、金樱根、穿心莲、功劳木、单面针、当归、鸡血藤、党参；辅料为玉米淀粉、硬脂酸钠。

【功能主治】清热除湿，益气化瘀。用于湿热瘀阻所致的带下病，腹痛，症见带下量多、色黄质稠、臭秽，小腹疼痛，腰骶酸痛，神疲乏力；慢性盆腔炎、子宫内膜炎、慢性宫颈炎见上述证候者。

【规格】片剂：每片重 0.32g；胶囊：每粒装 0.4g。

【用法用量】片剂：口服，一次6片，一日3次。胶囊：温开水送服，一次2粒，一日3次，14天为一疗程。

【不良反应】尚不明确。

【禁忌】尚不明确。

【注意事项】①忌辛辣、生冷、油腻食物。②有高血压、心脏病、肝病、糖尿病、肾病等慢性病严重者应在医师指导下服用。③青春期少女、妊娠期妇女、绝经后患者均应在医师指导下服用。④伴有赤带者，应去医院就诊。⑤腹痛较重者，应及时去医院就诊。⑥服药2周症状无缓解，应去医院就诊。⑦对本品过敏者禁用，过敏体质者慎用。⑧本品性状发生改变时禁止使用。⑨请将本品放在儿童不能接触到的地方。⑩如正在使用其他药品，使用本品前请咨询医师或药师。

【药物相互作用】如与其他药物同时使用可能会发生药物相互作用，详情请咨询医师或药师。

花红片（颗粒、胶囊）

【主要成分】一点红、白花蛇舌草、地桃花、白背桐、桃金娘根、菥蓂、鸡血藤。

【功能主治】清热利湿，祛瘀止痛。用于湿热型妇女带下、月经量少或伴痛经。

【规格】片剂：薄膜衣片每片重0.29g，糖衣片片芯重0.28g；颗粒剂：每袋装2.5g、10g；胶囊：每粒装0.25g。

【用法用量】片剂：口服，一次4~5片，一日3次，7天为一疗程。颗粒剂：开水冲服，一次10g，一日3次，7天为一疗程，必要时可连服2~3个疗程，每疗程之间停药3天。胶囊：口服，一次3粒，一日3次，7天为一疗程，必要时可连服2~3个疗程，每疗程之间休息3天。

【不良反应】尚不明确。

【禁忌】妊娠期妇女禁用。

【注意事项】①忌辛辣、生冷、油腻食物。②妇女经期、哺乳期慎用。③月经过多者慎用。④患有糖尿病或其他疾病者，应在医师指导下服用。⑤带下清稀者不宜选用。⑥伴有赤带者，应去医院就诊。⑦服药7天症状无缓解，应去医院就诊。⑧对本品过敏者禁用，过敏体质者慎用。⑨药品性状发生改变时禁止服用。⑩请将本品放在儿童不能接触到的地方。⑪如正在服用其他药品，使用本品前请咨询医师或药师。

【药物相互作用】如与其他药物同时使用可能会发生药物相互作用，详情请咨询医师或药师。

宫炎平片（胶囊）

【主要成分】地稔、两面针、当归、五指毛桃、穿破石。

【功能主治】清热利湿，祛瘀止痛，收敛止带。用于急、慢性盆腔炎见下腹胀痛、腰痛、带下增多、月经不调等证属于湿热下注、瘀阻胞宫所致者。

【规格】片剂：薄膜衣片每片重0.26g，糖衣片片芯重0.25g；胶囊：每粒装0.2g、0.25g、0.35g。

【用法用量】片剂：口服，一次3~4片，一日3次。胶囊：口服，一次2粒，一日3次。

【不良反应】尚不明确。

【禁忌】尚不明确。

【注意事项】尚不明确。

【药物相互作用】如与其他药物同时使用可能会发生药物相互作用，详情请咨询医师或药师。

妇炎消胶囊

【主要成分】酢浆草、败酱草、天花粉、大黄、牡丹皮、苍术、乌药。

【功能主治】苗医：蒙凯，嘎井朗罗，巢窝蒙秋，布发讲港。

中医：清热解毒，行气化瘀，除湿止带。用于妇女生殖系统炎症，痛经带下。

【规格】胶囊：每粒装 0.45g。

【用法用量】口服，一次 3 粒，一日 3 次。

【不良反应】尚不明确。

【禁忌】妊娠期妇女禁用。

【注意事项】个别患者偶有轻微腹泻，停药后可自行消失。

【药物相互作用】如与其他药物同时使用可能会发生药物相互作用，详情请咨询医师或药师。

金刚藤糖浆

【主要成分】金刚藤。

【功能主治】清热解毒，消肿散结。用于附件炎和附件炎性包块及多种妇科炎症。

【规格】糖浆剂：每瓶装 150ml。

【用法用量】口服，一次 20ml，一日 3 次。

【不良反应】偶见胃肠道不适，如恶心、呕吐等，停药后可自行消失。

【禁忌】妊娠期妇女忌服。

【注意事项】本品能否通过乳腺分泌而影响受乳婴儿的健康尚不明确，故哺乳期妇女应慎用。

【药物相互作用】如与其他药物同时使用可能会发生药物相互作用，详情请咨询医师或药师。

保妇康栓

【主要成分】莪术油、冰片。

【功能主治】行气破瘀，生肌止痛。用于湿热瘀滞所致的带下病，症见带下量多、色黄、时有阴部瘙痒；霉菌性阴道炎，老年性阴道炎，宫颈糜烂。

【规格】栓剂：每粒重 1.74g。

【用法用量】洗净外阴部，将栓剂塞入阴道深部；或在医生指导下用药。每晚 1 粒，7～8 天为一疗程，重症者每天用 2 粒。

【不良反应】本品系纯中药制剂，临床应用 20 多年，仅有 3 例高龄老年性阴道炎患者用药后发热的报道，减量或停药后自行消失，过敏体质者慎用。

【禁忌】妊娠期妇女12周内禁用。

【注意事项】①如遇天热，栓剂变软，切勿挤压，可在用药前将药放入冰箱内或在冷水中冷冻5～10分钟，即可使用，外形改变不影响疗效。②妊娠期妇女也可使用。③霉菌性阴道炎：患者阴道瘙痒、灼痛，重则奇痒，坐卧不安，白带多，呈水样或豆渣样。妊娠期患者症状更为严重，且可使新生儿感染。用此药可迅速止痒，一般用药5次霉菌转阴。霉菌性阴道炎易再发，必须满疗程治疗；待症状完全消失后，再巩固治疗2～3个疗程，月经期也应坚持上药。如有肛门痒或配偶有感染，也应同时治疗。④老年性阴道炎：更年期及绝经后妇女，发病率为30%～50%，本病也可发生在卵巢切除或放疗后、哺乳过久的无月经妇女。患者表现为阴道瘙痒、灼热、下坠感，阴道分泌物增加，呈水样或脓性，有臭味，阴道干涩、性交困难、性交痛，有点状片状出血点等，也可出现尿频尿急，用本药1～2个疗程可使阴道细胞学发生显著改变，使表层及角化细胞增加，恢复阴道上皮抵抗和自洁能力，上述症状明显改变。⑤宫颈糜烂：育龄妇女的发病率为23%～49%，癌变率为2.5%，较非宫颈糜烂者高6倍。多因内分泌紊乱、外伤、感染所致，而轻症患者常在妇科普查时才发现。重症患者伴出血。

【药物相互作用】如与其他药物同时使用可能会发生药物相互作用，详情请咨询医师或药师。

扶 正 剂

艾附暖宫丸

【主要成分】艾叶（炭）、香附（醋制）、吴茱萸（制）、肉桂、当归、川芎、白芍（酒制）、地黄、炙黄芪、续断；辅料为蜂蜜。

【功能主治】理气养血，暖宫调经。用于血虚气滞、下焦虚寒所致的月经不调、痛经，症见行经后错、经量少、有血块、小腹疼痛、经行小腹冷痛喜热、腰膝酸痛。

【规格】丸剂：每丸重9g，每袋装9g，每瓶装45g、72g，每45丸重9g，每100丸重4g、10g。

【用法用量】口服，大蜜丸一次1丸，一日2～3次。

【不良反应】尚不明确。

【禁忌】尚不明确。

【注意事项】①忌生冷食物，不宜洗凉水澡。②感冒发热患者不宜服用。③有高血压、心脏病、肝病、糖尿病、肾病等慢性病严重者应在医师指导下服用。④青春期少女及更年期妇女应在医师指导下服用。⑤平素月经正常，突然出现月经过少，或经期错后，或阴道不规则出血者应去医院就诊。⑥治疗痛经，宜在经前3～5天开始服药，连服1周。⑦如有生育要求应在医师指导下服用。⑧服药后痛经不减轻，或重度痛经者，应去医院就诊。⑨治疗月经不调，服药1个月症状无缓解，应去医院就诊。⑩对本品过敏者禁用，过敏体质者慎用。⑪本品性状发生改变时禁止使用。⑫请将本品放在儿童不能接触到的地方。⑬如正在使用其他药品，使用本品前请咨询医师或药师。

【药物相互作用】如与其他药物同时使用可能会发生药物相互作用，详情请咨询医师或药师。

乌鸡白凤丸（胶囊、片）

【主要成分】乌鸡（去毛、爪、肠）、地黄、白芍、丹参、人参、香附（醋制）、黄芪、鳖甲（制）、银柴胡、牡蛎（煅）、鹿角霜、甘草。

【功能主治】补气养血，调经止带。用于气血两虚，身体瘦弱，腰膝酸软，月经不调，崩漏带下。

【规格】丸剂：每丸重 9g，每袋装 6g、9g，每 10 丸重 1g；胶囊：每粒装 0.3g；片剂：每片重 0.5g。

【用法用量】丸剂：口服，一次 6g（1 袋），一日 2 次。胶囊：口服，一次 2～3 粒，一日 3 次。片剂：口服，或加水分散后服用，一次 2～3 片，一日 3 次。

【不良反应】尚不明确。

【禁忌】尚不明确。

【注意事项】尚不明确。

【药物相互作用】如与其他药物同时使用可能会发生药物相互作用，详情请咨询医师或药师。

八珍益母丸（胶囊）

【主要成分】益母草、党参、炒白术、茯苓、甘草、当归、酒白芍、川芎、熟地黄；辅料为蜂蜜。

【功能主治】益气养血，活血调经。用于气血两虚兼有血瘀所致的月经不调，症见月经周期错后、行经量少、精神不振、肢体乏力。

【规格】丸剂：每丸重 9g，每袋装 6g、9g，每瓶装 60g、120g；胶囊：每粒装 0.28g。

【用法用量】丸剂：口服，大蜜丸一次 1 丸，一日 2 次。胶囊：口服，一次 3 粒，一日 3 次。

【不良反应】尚不明确。

【禁忌】尚不明确。

【注意事项】①忌辛辣、生冷食物。②感冒发热患者不宜服用。③有高血压、心脏病、肝病、糖尿病、肾病等慢性病严重者应在医师指导下服用。④青春期少女及更年期妇女应在医师指导下服用。⑤平素月经正常，突然出现月经过少，或经期错后，或阴道不规则出血者应去医院就诊。⑥服药 1 个月症状无缓解，应去医院就诊。⑦对本品过敏者禁用，过敏体质者慎用。⑧本品性状发生改变时禁止使用。⑨请将本品放在儿童不能接触到的地方。⑩如正在使用其他药品，使用本品前请咨询医师或药师。

【药物相互作用】如与其他药物同时使用可能会发生药物相互作用，详情请咨询医师或药师。

补血益母丸（颗粒）

【主要成分】当归、黄芪、阿胶、益母草、陈皮。

【功能主治】补益气血，祛瘀生新。用于气血两虚兼血瘀型产后腹痛。

【规格】丸剂：每袋装 12g（每 200 丸重 12g）；颗粒剂：每袋装 12g。

【用法用量】丸剂：口服，一次 12g，一日 2 次。颗粒剂：开水冲服，一次 12g，一日 2 次。

【不良反应】尚不明确。

【禁忌】忌生冷、辛辣食物。妊娠期妇女禁服。

【注意事项】尚不明确。

【药物相互作用】如与其他药物同时使用可能会发生药物相互作用，详情请咨询医师或药师。

定坤丹

【主要成分】红参、鹿茸、西红花、三七、白芍、熟地黄、当归、白术、枸杞子、黄芩、香附、茺蔚子、川芎、鹿角霜、阿胶、延胡索等；辅料为蜂蜜。

【功能主治】滋补气血，调经舒郁。用于气血两虚、气滞血瘀所致的月经不调、经行腹痛。

【规格】丸剂：每丸重 10.8g，每瓶装 7g。

【用法用量】丸剂：口服，一次 0.5～1 丸，一日 2 次；一次 3.5～7g，一日 2 次。

【不良反应】尚不明确。

【禁忌】尚不明确。

【注意事项】①忌生冷、油腻及刺激性食物。②伤风感冒时停服。③有高血压、心脏病、肝病、糖尿病、肾病等慢性病严重者应在医师指导下服用。④青春期少女及更年期妇女应在医师指导下服用。⑤平素月经正常，突然出现月经过少，或经期错后，或阴道不规则出血者应去医院就诊。⑥服药 1 个月症状无缓解，应去医院就诊。⑦对本品过敏者禁用，过敏体质者慎用。⑧本品性状发生改变时禁止使用。⑨请将本品放在儿童不能接触到的地方。⑩如正在使用其他药品，使用本品前请咨询医师或药师。

【药物相互作用】如与其他药物同时使用可能会发生药物相互作用，详情请咨询医师或药师。

坤泰胶囊

【主要成分】熟地黄、黄连、白芍、黄芩、阿胶、茯苓。

【功能主治】滋阴清热，安神除烦。用于妇女更年期综合征阴虚火旺证，症见潮热面红，自汗盗汗，心烦不宁，失眠多梦，头晕耳鸣，腰膝酸软，手足心热。

【规格】胶囊：每粒装 0.5g。

【用法用量】口服，一次 4 粒，一日 3 次。

【不良反应】偶见服药后腹胀，胃痛，可改为饭后服药或停药。

【禁忌】阳虚体质者忌用。

【注意事项】①忌食辛辣之品，少进油腻之品。②不宜与感冒药同时服用。③高血压、心脏病、肾病及脾胃虚弱者，请在医师指导下服用。④服药 2 周症状无改善，应到医院诊治。⑤按照用法用量服用，如超量或长期服用，应向医师咨询。⑥服药过程中出现不良反应，应停药并向医师咨询。⑦对本药过敏者禁用，过敏体质者慎用。⑧药品性状发生改变时禁止服用。⑨请将本品放在儿童不能接触到的地方。⑩如正在服用其他药品，使用本品前请咨询医师或药师。

【药物相互作用】如与其他药物同时使用可能会发生药物相互作用，详情请咨询医师或药师。

滋肾育胎丸

【主要成分】菟丝子、砂仁、熟地黄、人参、桑寄生、阿胶（炒）、首乌、艾叶、巴戟天、白术、党参、鹿角霜、枸杞子、续断、杜仲。

【功能主治】补肾健脾，益气培元，养血安胎，强壮身体。用于脾肾两虚，冲任不固所致的滑胎（防治习惯性流产和先兆性流产）。

【规格】丸剂：水蜜丸，每瓶装 60g。

【用法用量】淡盐水或蜂蜜水送服，一次 5g（约三分之二瓶盖），一日 3 次。

【不良反应】尚不明确。

【禁忌】尚不明确。

【注意事项】①妊娠期妇女禁房事。②感冒发热患者勿服。③服药时忌食萝卜、薏苡仁、绿豆芽。④如肝肾阴虚者，服药后觉口干口苦，改用蜂蜜水送服。⑤服药时间长短不一，有的服 1~2 瓶见效，有的滑胎患者需服药 1~3 个月，以服药后临床症状消除为原则，但滑胎者一般均需服 3 个月后渐停药。

【药物相互作用】如与其他药物同时使用可能会发生药物相互作用，详情请咨询医师或药师。

── 散　结　剂 ──

乳癖消颗粒（胶囊、片）

【主要成分】鹿角、蒲公英、昆布、天花粉、鸡血藤、三七、赤芍、海藻、漏芦、木香、玄参、牡丹皮、夏枯草、连翘、红花，辅料为糊精、蔗糖。

【功能主治】软坚散结，活血消痈，清热解毒。用于乳癖结块，乳痈初起；乳腺囊性增生病及乳腺炎前期。

【规格】颗粒剂：每袋装 8g（相当于原药材 6g）；胶囊：每粒装 0.32g；片剂：薄膜衣片每片重 0.34g、0.67g，糖衣片片芯重 0.32g。

【用法用量】颗粒剂：开水冲服，一次 8g（1 袋），一日 3 次。胶囊：口服，一次 5~6 粒，一日 3 次。片剂：口服，一次 5~6 片，一日 3 次。

【不良反应】尚不明确。

【禁忌】尚不明确。

【注意事项】尚不明确。

【药物相互作用】如与其他药物同时使用可能会发生药物相互作用，详情请咨询医师或药师。

桂枝茯苓丸（胶囊）

【主要成分】赤芍、茯苓、桂枝、牡丹皮、桃仁。

【功能主治】活血，化瘀，消癥。用于妇人宿有癥块，或血瘀经闭，经行腹痛，产后恶露不尽。

【规格】丸剂：每丸重 6g，每 100 丸重 10g，素丸每 10 丸重 1.5g、2.2g；胶囊：每粒装 0.31g。

【用法用量】丸剂：口服，一次 6 丸（1 袋），一日 1～2 次。胶囊：口服，一次 3 粒，一日 3 次，饭后服。经期停服。疗程 3 个月，或遵医嘱。

【不良反应】尚不明确。

【禁忌】尚不明确。

【注意事项】妊娠期妇女慎用。

【药物相互作用】如与其他药物同时使用可能会发生相互作用，详情请咨询医师或药师。

乳块消颗粒（胶囊、片）

【主要成分】橘叶、丹参、皂角刺、王不留行、川楝子、地龙。

【功能主治】疏肝理气，活血化瘀，消散乳块。用于肝气郁结，气滞血瘀，乳腺增生，乳房胀痛。

【规格】颗粒剂：每袋装 5g、10g；胶囊：每粒装 0.3g；片剂：薄膜衣片每片重 0.36g。

【用法用量】颗粒剂：开水冲服，一次 1 袋，一日 3 次，或遵医嘱。胶囊：口服，一次 4～6 粒，一日 3 次。片剂：口服，一次 4～6 片，一日 3 次。

【不良反应】尚不明确。

【禁忌】妊娠期妇女禁服。

【注意事项】当药品性状发生改变时禁止服用。将本品放在儿童不能接触到的地方。

【药物相互作用】如与其他药物同时使用可能会发生药物相互作用，详情请咨询医师或药师。

宫瘤清胶囊（颗粒）

【主要成分】熟大黄、土鳖虫、水蛭、桃仁、蒲黄、黄芩、枳实、牡蛎、地黄、白芍、甘草。

【功能主治】活血逐瘀，消癥破积，养血清热。用于瘀血内停所致的小腹胀痛，经色紫暗有块；子宫壁间肌瘤及浆膜下肌瘤见上述证候者。

【规格】胶囊：每粒装 0.37g；颗粒剂：每袋装 4g。

【用法用量】胶囊：口服，一次 3 粒，一日 3 次，或遵医嘱。颗粒剂：口服，一次 1 袋，一日 3 次，或遵医嘱。

【不良反应】尚不明确。

【禁忌】尚不明确。

【注意事项】经期停服。

【药物相互作用】如与其他药物同时使用可能会发生药物相互作用，详情请咨询医师或药师。

眼 科 用 药

清 热 剂

明目上清丸（片）

【主要成分】桔梗、熟大黄、天花粉、石膏、麦冬、玄参、栀子、蒺藜（盐制）、蝉蜕、甘草、陈皮、菊花、车前子（盐制）、当归、黄芩、赤芍、黄连、枳壳（麸炒）、薄荷、连翘、荆芥。

【功能主治】清热散风，明目止痛。用于暴发火眼。

【规格】丸剂：每袋（瓶）装9g；片剂：素片每片重0.6g，薄膜衣片每片重0.63g。

【用法用量】丸剂：口服，一次9g，一日1～2次。片剂：口服，一次4片，一日2次。

【不良反应】尚不明确。

【禁忌】妊娠期妇女、年老体弱者、白内障患者禁服。

【注意事项】①对本品过敏者禁用，过敏体质者慎用。②本品性状发生改变时禁止使用。③有高血压、心脏病、肾病、糖尿病等慢性病严重者应在医师指导下服用。④暴发火眼，表现为眼白充血发红、畏光、流泪、目眵多，易起变证。常有角膜疾病并发。⑤如出现头痛眼痛，视力明显下降，并伴有呕吐，恶心，应及时去医院就诊。⑥应用本药时一般应配合治疗暴发火眼的外用眼药，不能仅用本药。⑦服用3天症状未改善，应去医院就诊。⑧按照用法用量服用，小儿应在医师指导下服用。⑨儿童必须在成人监护下使用。⑩请将本品放在儿童不能接触到的地方。⑪如正在使用其他药品，使用本品前请咨询医师或药师。

【药物相互作用】如与其他药物同时使用可能会发生药物相互作用，详情请咨询医师或药师。

黄连羊肝丸

【主要成分】黄连、胡黄连、黄芩、黄柏、龙胆、柴胡、醋青皮、木贼、密蒙花、茺蔚子、炒决明子、石决明（煅）、夜明砂、鲜羊肝。

【功能主治】泻火明目。用于肝火旺盛，目赤肿痛，视物昏暗，羞明流泪，胬肉攀睛。

【规格】丸剂：每丸重9g，每20丸重1g，每100丸重20g。

【用法用量】口服，小蜜丸一次9g（45丸），一日1～2次。

【不良反应】尚不明确。

【禁忌】尚不明确。

【注意事项】尚不明确。

【药物相互作用】尚不明确。

珍珠明目滴眼液

【主要成分】珍珠明目成方：珍珠液、冰片；辅料为氯化钠、抑菌剂（羟苯乙酯）。

【功能主治】清热泻火，养肝明目。用于视力疲劳症和慢性结膜炎。

【规格】滴眼剂：每支装 8ml、10ml、12ml、15ml。

【用法用量】滴入眼睑内，一次 1～2 滴，一日 3～5 次。

【不良反应】尚不明确。

【禁忌】尚不明确。

【注意事项】①药物滴入有沙涩磨痛、流泪频频者停用。②用药后有眼痒，眼睑皮肤潮红，结膜水肿者停用，并到医院就诊。③用药 1 周后症状未减者应到医院就诊。④对本品过敏者禁用，过敏体质者慎用。⑤本品性状发生改变时禁止使用。⑥儿童必须在成人监护下使用。⑦请将本品放在儿童不能接触到的地方。⑧如正在使用其他药品，使用本品前请咨询医师或药师。

【药物相互作用】如与其他药物同时使用可能会发生药物相互作用，详情请咨询医师或药师。

——❖ 扶 正 剂 ❖——

明目地黄丸

【主要成分】熟地黄、山茱萸（制）、牡丹皮、山药、茯苓、泽泻、枸杞子、菊花、当归、白芍、蒺藜、石决明（煅）；辅料为蜂蜜。

【功能主治】滋肾，养肝，明目。用于肝肾阴虚，目涩畏光，视物模糊，迎风流泪。

【规格】丸剂：每丸重 9g，每袋装 6g、9g，每 8 丸相当于原生药 3g。

【用法用量】口服，水蜜丸一次 6g，一日 2 次。

【不良反应】尚不明确。

【禁忌】尚不明确。

【注意事项】①忌烟、酒及辛辣刺激性食物。②感冒时不宜服用。③有高血压、心脏病、肝病、糖尿病、肾病等慢性病严重者应在医师指导下服用。④儿童、妊娠期妇女、哺乳期妇女、年老体弱者、脾虚便溏者应在医师指导下服用。⑤平时有头痛，眼胀，虹视或青光眼等症状的患者应去医院就诊。⑥眼部如有炎症或眼底病变者应去医院就诊。⑦用药后如视力下降明显应去医院就诊。⑧服药 2 周症状无缓解，应去医院就诊。⑨对本品过敏者禁用，过敏体质者慎用。⑩本品性状发生改变时禁止使用。⑪儿童必须在成人监护下使用。⑫请将本品放在儿童不能接触到的地方。⑬如正在使用其他药品，使用本品前请咨询医师或药师。

【药物相互作用】如与其他药物同时使用可能会发生药物相互作用，详情请咨询医师或药师。

障眼明片（胶囊）

【主要成分】石菖蒲、决明子、肉苁蓉、葛根、青葙子、党参、蔓荆子、枸杞子、车前子、白芍、山茱萸、甘草、菟丝子、升麻、蕤仁（去内果皮）、菊花、密蒙花、川芎、黄精、熟地黄、关黄柏、黄芪。

【功能主治】补益肝肾，退翳明目。用于初期及中期老年性白内障。

【规格】片剂：糖衣片片芯重0.21g，薄膜衣片片重0.21g、0.42g；胶囊：每粒装0.25g、0.4g。

【用法用量】片剂：口服，一次4片，一日3次。胶囊：口服，一次4粒，一日3次。

【不良反应】尚不明确。

【禁忌】尚不明确。

【注意事项】尚不明确。

【药物相互作用】如与其他药物同时使用可能会发生药物相互作用，详情请咨询医师或药师。

石斛夜光丸

【主要成分】石斛、人参、山药、茯苓、甘草、肉苁蓉、枸杞子、菟丝子、地黄、熟地黄、五味子、天冬、麦冬、苦杏仁、防风、川芎、枳壳（麸炒）、黄连、牛膝、菊花、蒺藜（盐炒）、青葙子、决明子、水牛角浓缩粉、羚羊角；辅料为蜂蜜、麻油、蜂蜡。

【功能主治】滋阴补肾，清肝明目。用于肝肾两亏，阴虚火旺，内障目暗，视物昏花。

【规格】丸剂：每丸重5.5g、9g，每瓶装60g，每袋装6g、7.3g，每100丸重10g。

【用法用量】口服，小蜜丸一次9g，一日2次。

【不良反应】尚不明确。

【禁忌】尚不明确。

【注意事项】①忌烟、酒及辛辣刺激性食物。②有高血压、心脏病、肝病、糖尿病、肾病等慢性病严重者应在医师指导下服用。③妊娠期妇女、哺乳期妇女及脾虚便溏者应在医师指导下服用。④本品适用于早期圆翳内障（老年性白内障）。⑤服药2周症状无缓解，应去医院就诊。⑥对本品过敏者禁用，过敏体质者慎用。⑦本品性状发生改变时禁止使用。⑧请将本品放在儿童不能接触到的地方。⑨如正在使用其他药品，使用本品前请咨询医师或药师。

【药物相互作用】如与其他药物同时使用可能会发生药物相互作用，详情请咨询医师或药师。

和血明目片

【主要成分】蒲黄、丹参、地黄、墨旱莲、菊花、黄芩（炭）、决明子、车前子、茺蔚子、女贞子、夏枯草、龙胆、郁金、木贼、赤芍、牡丹皮、山楂、当归、川芎；辅料为糊精、硬脂酸镁。

【功能主治】凉血止血，滋阴化瘀，养肝明目。用于阴虚肝旺，热伤络脉引起的眼底出血。

【规格】片剂：片芯重0.3g，薄膜衣片片重0.31g。

【用法用量】口服，一次5片，一日3次。

【不良反应】尚不明确。

【禁忌】尚不明确。

【注意事项】尚不明确。

【药物相互作用】尚不明确。

复方血栓通胶囊（片）

【主要成分】三七、黄芪、丹参、玄参。

【功能主治】活血化瘀，益气养阴。用于治疗血瘀兼气阴两虚所致的视网膜静脉阻塞，症见视力下降或视觉异常，眼底瘀血征象，神疲乏力，咽干，口干等；血瘀兼气阴两虚所致的稳定型劳累性心绞痛，症见胸闷痛、心悸、心慌、气短乏力、心烦口干。

【规格】胶囊：每粒装 0.5g；片剂：每片重 0.35g、0.4g。

【用法用量】胶囊：口服，一次 3 粒，一日 3 次。片剂：口服，一次 2 片，一日 3 次。

【不良反应】个别用药前 ALT 异常的患者服药过程中出现 ALT 增高，是否与服用药物有关，尚无结论。

【禁忌】①妊娠期妇女禁服。②对本品过敏者禁服。

【注意事项】过敏体质者慎服。

【药物相互作用】如与其他药物同时使用可能会发生药物相互作用，详情请咨询医师或药师。

耳鼻喉科用药

耳 病 用 药

耳聋左慈丸

【主要成分】磁石（煅）、熟地黄、山茱萸（制）、牡丹皮、山药、茯苓、泽泻、竹叶柴胡；辅料为赋形剂蜂蜜。

【功能主治】滋肾平肝。用于肝肾阴虚，耳鸣耳聋，头晕目眩。

【规格】丸剂：每丸重9g，每8丸相当于原生药3g，每100丸重10g。

【用法用量】口服，一次6g，一日2次。

【不良反应】尚不明确。

【禁忌】尚不明确。

【注意事项】①忌烟、酒及辛辣刺激性食物。②感冒时不宜服用。③有高血压、心脏病、肝病、糖尿病、肾病等慢性病严重者应在医师指导下服用。④儿童、妊娠期妇女、哺乳期妇女、年老体弱者应在医师指导下服用。⑤本品只用于肝肾阴虚证之听力逐渐减退，耳鸣如蝉声者，凡属外耳、中耳病变出现的耳鸣，如外耳道异物等，应去医院就诊。⑥突发耳鸣耳聋者应去医院就诊。⑦服药2周症状无缓解，应去医院就诊。⑧对本品过敏者禁用，过敏体质者慎用。⑨本品性状发生改变时禁止使用。⑩儿童必须在成人监护下使用。⑪请将本品放在儿童不能接触到的地方。⑫如正在使用其他药品，使用本品前请咨询医师或药师。

【药物相互作用】尚不明确。如与其他药物同时使用可能会发生药物相互作用，详情请咨询医师或药师。

通窍耳聋丸

【主要成分】柴胡、龙胆、芦荟、熟大黄、黄芩、青黛、天南星（矾炙）、木香、青皮（醋炙）、陈皮、当归、栀子（姜炙）。

【功能主治】清肝泻火，通窍润便。用于肝经热盛，头目眩晕，耳聋蝉鸣，耳底肿痛，目赤口苦，胸膈满闷，大便燥结。

【规格】丸剂：每100丸重6g。

【用法用量】口服，一次6g，一日2次。

【不良反应】尚不明确。

【禁忌】忌食辛辣，妊娠期妇女禁服。

【注意事项】尚不明确。

【药物相互作用】尚不明确。

鼻炎康片

【主要成分】广藿香、苍耳子、鹅不食草、麻黄、野菊花、当归、黄芩、猪胆粉、薄荷油、马来酸氯苯那敏；辅料为硬脂酸镁、二氧化硅、氢氧化铝、淀粉、滑石粉、麦芽糊精、聚乙烯醇、磷脂、黄原胶、着色剂。

【功能主治】清热解毒，宣肺通窍，消肿止痛。用于风邪蕴肺所致的急、慢性鼻炎，过敏性鼻炎。

【规格】片剂：每片重0.37g（含马来酸氯苯那敏1mg）。

【用法用量】口服，一次4片，一日3次。

【不良反应】可见困倦、嗜睡、口渴、虚弱感；个别患者服药后偶有胃部不适，停药后可消失。

【禁忌】尚不明确。

【注意事项】①忌辛辣、鱼腥食物。②凡过敏性鼻炎属虚寒证者慎用；运动员慎用。③本品含马来酸氯苯那敏。④膀胱颈梗阻、甲状腺功能亢进、青光眼、高血压和前列腺增生者慎用；妊娠期妇女及哺乳期妇女慎用；服药期间不得驾驶机、车、船，不得从事高空作业、机械作业及操作精密仪器。⑤有心脏病等慢性病者，应在医师指导下服用。⑥按照用法用量服用，儿童、老年患者应在医师指导下使用。⑦个别患者服药后偶有胃部不适，停药后可消失；建议饭后服用。⑧急性鼻炎者服药3天症状无改善，或出现其他症状，应去医院就诊。⑨不宜过量、久服。⑩对本品过敏者禁用，过敏体质者慎用。⑪本品性状发生改变时禁止使用。⑫儿童必须在成人监护下使用。⑬请将本品放在儿童不能接触到的地方。⑭如正在使用其他药品，使用本品前请咨询医师或药师。

【药物相互作用】如与其他药物同时使用可能会发生药物相互作用，详情请咨询医师或药师。

藿胆丸（片、滴丸）

【主要成分】广藿香叶、猪胆粉；辅料为滑石粉、黑氧化铁。

【功能主治】芳香化浊，清热通窍。用于湿浊内蕴、胆经郁火所致的鼻塞、流清涕或浊涕、前额头痛。

【规格】丸剂：每瓶装36g，每10丸重0.24g，每195丸约重3g；片剂：片芯重0.2g；滴丸剂：每丸重50mg。

【用法用量】丸剂：口服，一次3~6g（见瓶盖刻度处），一日2次。片剂：口服，一次3~5片，一日2~3次，儿童酌减或饭后服用，或遵医嘱。滴丸剂：口服，一次4~6丸，一日2次。

【不良反应】尚不明确。

【禁忌】尚不明确。

【注意事项】①忌烟、酒及辛辣、鱼腥食物。②不宜在服药期间同时服用滋补性中药。③有高血压、心脏病、肝病、糖尿病、肾病等慢性病严重者应在医师指导下服用。④儿童、妊娠期妇女、哺乳期妇女、年老体弱者、脾虚便溏者应在医师指导下服用。⑤服药3天症状无缓解，应去医院就诊。⑥对本品过敏者禁用，过敏体质者慎用。⑦本品性状发生改变时禁止使用。⑧儿童必须在成人监护下使用。⑨请将本品放在儿童不能接触到的地方。⑩如正在使用其他药品，使用本品前请咨询医师或药师。

【药物相互作用】如与其他药物同时使用可能会发生药物相互作用，详情请咨询医师或药师。

辛夷鼻炎丸

【主要成分】辛夷、薄荷、紫苏叶、甘草、广藿香、苍耳子、鹅不食草、板蓝根、山白芷、防风、鱼腥草、菊花、三叉苦；辅料为黑氧化铁、滑石粉。

【功能主治】祛风，清热，解毒。用于鼻炎。

【规格】丸剂：每10丸重0.75g。

【用法用量】口服，一次3g，一日3次。

【不良反应】尚不明确。

【禁忌】尚不明确。

【注意事项】①忌辛辣、鱼腥食物。②用药后如感觉唇部麻木者应停药。③服药3天症状无改善，或出现其他症状，应去医院就诊。④按照用法用量服用，儿童应在医师指导下服用。⑤对本品过敏者禁用，过敏体质者慎用。⑥本品性状发生改变时禁止服用。⑦儿童必须在成人监护下使用。⑧请将本品放在儿童不能接触到的地方。⑨如正在使用其他药物，使用本品前请咨询医师或药师。

【药物相互作用】如与其他药物同时使用可能会发生药物相互作用，详情请咨询医师或药师。

香菊胶囊（片）

【主要成分】化香树果序（除去种子）、夏枯草、野菊花、黄芪、辛夷、防风、白芷、甘草、川芎；辅料为淀粉、硬质酸镁。

【功能主治】辛散祛风，清热通窍。用于急、慢性鼻窦炎，鼻炎。

【规格】胶囊：每粒装0.3g；片剂：素片每片重0.3g，薄膜衣片每片重0.32g。

【用法用量】胶囊：口服，一次2～4粒，一日3次。片剂：口服，一次2～4片，一日3次。

【不良反应】尚不明确。

【禁忌】尚不明确。

【注意事项】①忌辛辣、鱼腥食物。②妊娠期妇女慎用。③凡外感风寒之鼻塞、流清涕者，应在医师指导下使用。④急性鼻炎者服药3天症状无改善，或出现其他症状，应去医院就诊。⑤按照用法用量服用，儿童应在医师指导下服用。⑥对本品过敏者禁用，过敏体质者慎用。⑦本品性状发生改变时禁止使用。⑧儿童必须在成人监护下使用。⑨请将本品放在儿童不能接触到的地方。⑩如正在使用其他药品，使用本品前请咨询医师或药师。

【药物相互作用】如与其他药物同时使用可能会发生药物相互作用，详情请咨询医师或药师。

鼻窦炎口服液

【主要成分】辛夷、荆芥、薄荷、桔梗、竹叶柴胡、苍耳子、白芷、川芎、黄芩、栀子、茯苓、川木通、黄芪、龙胆草；辅料为苯甲酸钠、山梨酸钾、蛋白糖、吐温-80。

【功能主治】疏散风热，清热利湿，宣通鼻窍。用于风热犯肺、湿热内蕴所致的鼻塞不通、流黄稠涕；急慢性鼻炎、鼻窦炎见上述证候者。

【规格】合剂：每支装 10ml。

【用法用量】口服，一次 10ml，一日 3 次，20 天为一疗程。

【不良反应】尚不明确。

【禁忌】尚不明确。

【注意事项】①忌烟、酒及辛辣、鱼腥食物。②不宜在服药期间同时服用滋补性中药。③有高血压、心脏病、肝病、糖尿病、肾病等慢性病严重者应在医师指导下服用。④儿童、妊娠期妇女、哺乳期妇女、年老体弱者、脾虚便溏者应在医师指导下服用。⑤严格按照用法用量服用，本品不宜长期服用。⑥服药 3 天症状无缓解，应去医院就诊。⑦对本品过敏者禁用，过敏体质者慎用。⑧本品性状发生改变时禁止使用。⑨儿童必须在成人监护下使用。⑩请将本品放在儿童不能接触到的地方。⑪如正在使用其他药品，使用本品前请咨询医师或药师。

【药物相互作用】如与其他药物同时使用可能会发生药物相互作用，详情请咨询医师或药师。

辛芩颗粒

【主要成分】细辛、黄芩、苍耳子、白芷、荆芥、防风、石菖蒲、白术、桂枝、黄芪。

【功能主治】益气固表，祛风通窍。用于肺气不足，外感风邪证，症见恶风自汗、鼻衄、鼻流清涕、鼻塞、脉虚浮；过敏性鼻炎见上述证候者。

【规格】颗粒剂：每袋装 5g、20g。

【用法用量】开水冲服，一次 1 袋，一日 3 次，20 天为一疗程。

【不良反应】尚不明确。

【禁忌】尚不明确。

【注意事项】尚不明确。

【药物相互作用】如与其他药物同时使用可能会发生药物相互作用，详情请咨询医师或药师。

咽喉、口腔病用药

黄氏响声丸

【主要成分】薄荷、浙贝母、连翘、蝉蜕、胖大海、酒大黄、川芎、儿茶、桔梗、诃子肉、甘草、薄荷脑；辅料为药用炭、蜂蜜、虫白蜡。

【功能主治】疏风清热，化痰散结，利咽开音。用于声音嘶哑，咽喉肿痛，咽干灼热，咽中有痰，或寒热头痛，或便秘尿赤；急、慢性喉炎。

【规格】丸剂：炭衣丸每丸重 0.1g、0.133g，糖衣丸每瓶装 400 丸。

【用法用量】口服，糖衣丸一次 20 丸，一日 3 次，饭后服用，炭衣丸一次 6 丸（每丸重0.133g），一日 3 次，饭后服用。

【不良反应】尚不明确。

【禁忌】尚不明确。

【注意事项】①忌辛辣、鱼腥食物。②妊娠期妇女慎用。③凡声嘶、咽痛，兼见恶寒发热、鼻流清涕等外感风寒者慎用。④不宜在服药期间同时服用温补性中药。⑤胃寒便溏者慎用。⑥声哑、咽喉痛同时伴有其他症状，如心悸、胸闷、咳嗽气喘、痰中带血等，应及时去医院就诊。⑦用于声带小结、息肉之初起，凡声带小结、息肉较重者应在医师指导下使用。⑧服药10天症状无改善，或出现其他症状，应去医院就诊。⑨按照用法用量服用，儿童、哺乳期妇女、年老体弱者应在医师指导下服用。⑩对本品过敏者禁用，过敏体质者慎用。⑪本品性状发生改变时禁止使用。⑫儿童必须在成人监护下使用。⑬请将本品放在儿童不能接触到的地方。⑭如正在使用其他药品，使用本品前请咨询医师或药师。

【药物相互作用】如与其他药物同时使用可能会发生药物相互作用，详情请咨询医师或药师。

清咽滴丸

【主要成分】薄荷脑、青黛、冰片、诃子、甘草、人工牛黄、聚乙二醇6000。

【功能主治】疏风清热，解毒利咽。用于风热喉痹，咽痛，咽干，口渴；或微恶风，发热，咽部红肿；急性咽炎见上述证候者。

【规格】滴丸剂：每丸重20mg。

【用法用量】含服，一次4～6丸，一日3次。

【不良反应】尚不明确。

【禁忌】尚不明确。

【注意事项】①忌辛辣、鱼腥食物。②妊娠期妇女慎用。③不宜在服药期间同时服用温补性中药。④服药3天症状无改善，或出现其他症状，应去医院就诊。⑤按照用法用量服用，儿童应在医师指导下服用。⑥对本品过敏者禁用，过敏体质者慎用。⑦本品性状发生改变时禁止使用。⑧儿童必须在成人监护下使用。⑨请将本品放在儿童不能接触到的地方。⑩如正在使用其他药品，使用本品前请咨询医师或药师。

【药物相互作用】如与其他药物同时使用可能会发生药物相互作用，详情请咨询医师或药师。

金嗓散结胶囊（片、颗粒、丸）

【主要成分】金银花、板蓝根、玄参、木蝴蝶、蒲公英、麦冬、丹参、蝉蜕、浙贝母、桃仁（去皮）、鸡内金（炒）、泽泻等16味。

【功能主治】清热解毒，活血化瘀，利湿化痰。用于热毒蕴结、气滞血瘀而形成的慢喉瘖（声带小结、声带息肉、声带黏膜增厚）及由此而引起的声音嘶哑等症。

【规格】胶囊：每粒装0.4g；片剂：每片重0.4g；颗粒剂：每袋装3g；丸剂：每10丸重1g。

【用法用量】胶囊：口服，一次2～4粒，一日2次。片剂：口服，一次2～4片，一日2次。颗粒剂：开水冲服，一次1～2袋，一日2次。丸剂：口服，一次60～120丸，一日2次。

【不良反应】尚不明确。

【禁忌】尚不明确。

【注意事项】妊娠期妇女慎服。

【药物相互作用】如与其他药物同时使用可能会发生药物相互作用，详情请咨询医师或药师。

口炎清颗粒

【主要成分】天冬、麦冬、玄参、山银花、甘草；辅料为蔗糖、糊精。

【功能主治】滋阴清热，解毒消肿。用于阴虚火旺所致的口腔炎症。

【规格】颗粒剂：每袋装3g、10g。

【用法用量】口服，一次2袋（20g），一日1～2次。

【不良反应】尚不明确。

【禁忌】尚不明确。

【注意事项】①忌烟、酒及辛辣、油腻食物。②糖尿病患者及有高血压、心脏病、肝病、肾病等慢性病严重者应在医师指导下服用。③儿童、妊娠期妇女、哺乳期妇女、年老体弱者、脾虚便溏者应在医师指导下服用。④服药3天症状无缓解，应去医院就诊。⑤对本品过敏者禁用，过敏体质者慎用。⑥本品性状发生改变时禁止使用。⑦儿童必须在成人监护下使用。⑧请将本品放在儿童不能接触到的地方。⑨如正在使用其他药品，使用本品前请咨询医师或药师。

【药物相互作用】如与其他药物同时使用可能会发生药物相互作用，详情请咨询医师或药师。

玄麦甘桔颗粒（胶囊）

【主要成分】玄参、麦冬、甘草、桔梗；辅料为蔗糖、糊精。

【功能主治】清热滋阴，祛痰利咽。用于阴虚火旺，虚火上浮，口鼻干燥，咽喉肿痛。

【规格】颗粒剂：每袋装10g；胶囊：每粒装0.35g。

【用法用量】颗粒剂：开水冲服，一次10g，一日3～4次。胶囊：口服，一次3～4粒，一日3次。

【不良反应】尚不明确。

【禁忌】尚不明确。

【注意事项】①忌烟、酒及辛辣、鱼腥食物。②糖尿病患者及有高血压、心脏病、肝病、肾病等慢性病严重者应在医师指导下服用。③儿童、妊娠期妇女、哺乳期妇女、年老体弱者、脾虚便溏者应在医师指导下服用。④服药3天症状无缓解，应去医院就诊。⑤对本品过敏者禁用，过敏体质者慎用。⑥本品性状发生改变时禁止使用。⑦儿童必须在成人监护下使用。⑧请将本品放在儿童不能接触到的地方。⑨如正在使用其他药品，使用本品前请咨询医师或药师。

【药物相互作用】如与其他药物同时使用可能会发生药物相互作用，详情请咨询医师或药师。

口腔溃疡散

【主要成分】青黛、白矾、冰片。

【功能主治】清热敛疮。用于口腔溃疡。

【规格】散剂：每瓶装 3g。

【用法用量】用消毒棉球蘸药擦患处，一日 2～3 次。

【不良反应】尚不明确。

【禁忌】尚不明确。

【注意事项】①本品不可内服。②一般症状在 1 周内未改善，或加重者，应去医院就诊。③对本品过敏者禁用，过敏体质者慎用。④本品性状发生改变时禁止使用。⑤儿童必须在成人监护下使用。⑥请将本品放在儿童不能接触到的地方。⑦如正在使用其他药品，使用本品前请咨询医师或药师。

【药物相互作用】如与其他药物同时使用可能会发生药物相互作用，详情请咨询医师或药师。

西帕依固龈液

【主要成分】没食子；辅料为甜蜜素、薄荷香精、苯甲酸钠。

【功能主治】健齿固龈，清血止痛。用于牙周疾病引起的牙齿酸软，咀嚼无力，松动移位，牙龈出血以及口舌生疮，咽喉肿痛，口臭烟臭。

【规格】合剂：每瓶装 30ml、100ml。

【用法用量】含漱 2～3 分钟，吞服无妨。一次 3～5ml，一日 3～5 次。

【不良反应】尚不明确。

【禁忌】尚不明确。

【注意事项】①忌烟、酒及辛辣食物。②以牙龈出血为主症者，应排除血液系统疾病后方可使用。③按照用法用量使用，小儿、年老体弱者应在医师指导下使用。④用药的同时应注意口腔卫生，并配合牙周治疗以增加疗效。⑤对本品过敏者禁用，过敏体质者慎用。⑥本品性状发生改变时禁止使用。⑦儿童必须在成人监护下使用。⑧请将本品放在儿童不能接触到的地方。⑨如正在使用其他药品，使用本品前请咨询医师或药师。

【药物相互作用】如与其他药物同时使用可能会发生药物相互作用，详情请咨询医师或药师。

冰硼散

【主要成分】冰片、硼砂（煅）、朱砂、玄明粉。

【功能主治】清热解毒，消肿止痛。用于热毒蕴结所致的咽喉疼痛，牙龈肿痛，口舌生疮。

【规格】散剂：每瓶（支）装 0.6g、1.5g、2g、3g。

【用法用量】吹敷患处，一次少量，一日数次。

【不良反应】有文献报道：冰硼散致严重过敏性口腔炎 1 例，致腹部剧痛 1 例。

【禁忌】尚不明确。

【注意事项】①本品为治疗热毒蕴结所致急喉痹、牙宣、口疮的常用中成药，若病属虚火上炎者慎用。②本品含有辛香走窜、苦寒清热之品，有碍胎气，妊娠期妇女慎用。③服药期间饮食宜清淡，忌辛辣、油腻食物，戒烟、酒，以免加重病情。④方中含有玄明粉，药物泌入乳汁中，易引起婴儿腹泻，故哺乳期妇女不宜使用。⑤本品含朱砂，有小毒，不宜长期大剂量使用，以免引起蓄积中毒。⑥急性咽炎、牙周炎、口腔溃疡感染严重，有发热等全身症状者，应在医生指导下使用。

【药物相互作用】如与其他药物同时使用可能会发生药物相互作用，详情请咨询医师或药师。

六神丸（胶囊、凝胶）

【主要成分】六神成方：人工麝香、人工牛黄等6味。

【功能主治】清凉解毒，消炎止痛。用于烂喉丹痧，咽喉肿痛，喉风喉痈，单双乳蛾，小儿热疖，痈疡疔疮，乳痈发背，无名肿毒。

【规格】丸剂：每1000丸重3.125g；胶囊：每粒装0.19g；凝胶剂：每支装10g。

【用法用量】丸剂：一日3次，温开水吞服；1岁小儿每次服1丸，2岁小儿每次服2丸，3岁小儿每次服3～4丸，4～8岁小儿每次服5～6丸，9～10岁儿童每次服8～9丸，10岁以上者每次服10丸。另可外敷在皮肤红肿处，取丸十数粒，用冷开水或米醋少许，盛食匙中化散，敷搽四周，每日数次常保潮润，直至肿退为止。如红肿已出脓或已溃烂，切勿再敷。胶囊：口服，一次1粒，一日3次。凝胶剂：外搽在皮肤红肿处，一日1g，分数次搽敷，直至肿退为止。

【不良反应】尚不明确。

【禁忌】妊娠期妇女及对本品过敏者禁用。

【注意事项】①过敏体质者慎用。②药品性状发生改变时禁止使用。③儿童应遵医嘱，且必须在成人监护下使用。④请将本品放在儿童不能接触到的地方。⑤本品含有人工麝香，运动员慎用。

【药物相互作用】如与其他药物同时使用可能会发生药物相互作用，详情请咨询医师或药师。

百蕊颗粒

【主要成分】百蕊草。

【功能主治】清热消炎，止咳化痰。用于急慢性咽喉炎，支气管炎，鼻炎，感冒发热，肺炎等。

【规格】颗粒剂：每克相当于饮片2.4g。

【用法用量】开水冲服，一次1袋，一日3次。

【不良反应】尚不明确。

【禁忌】尚不明确。

【注意事项】请遵医嘱。

【药物相互作用】如与其他药物同时使用可能会发生药物相互作用，详情请咨询医师或药师。

骨伤科用药

接骨七厘散（丸、片）

【主要成分】乳香（制）、没药（制）、骨碎补（烫）、熟大黄（酒蒸）、当归、土鳖虫、血竭、硼砂、自然铜（醋煅）。

【功能主治】活血化瘀，接骨止痛。用于跌打损伤，续筋接骨，血瘀疼痛。

【规格】散剂：每袋装1.5g；丸剂：每袋装1.5g、2g；片剂：每片相当于原生药0.3g。

【用法用量】散剂：口服，一次1.5g，一日2次，小儿酌减。丸剂：口服，一次1袋，一日2次，小儿酌减。片剂：口服，一次5片，一日2次，温开水或黄酒送服。

【不良反应】尚不明确。

【禁忌】妊娠期妇女忌服。

【注意事项】尚不明确。

【药物相互作用】如与其他药物同时使用可能会发生药物相互作用，详情请咨询医师或药师。

伤科接骨片

【主要成分】红花、土鳖虫、朱砂、马钱子粉、炙没药、三七、海星、炙鸡骨、冰片、煅自然铜、炙乳香、甜瓜子。

【功能主治】活血化瘀，消肿止痛，舒筋壮骨。用于跌打损伤，闪腰岔气，伤筋动骨，瘀血肿痛，损伤红肿等症。对骨折患者需经复位后配合使用。

【规格】片剂：每片重0.33g。

【用法用量】口服，10～14岁儿童一次3片，14岁以上者一次4片，一日3次，以温开水或黄酒送服。

【不良反应】尚不明确。

【禁忌】尚不明确。

【注意事项】运动员慎用。本品不可随意增加服量，增加时，须遵医嘱。妊娠期妇女忌服。10岁以下儿童禁服。

【药物相互作用】如与其他药物同时使用可能会发生药物相互作用，详情请咨询医师或药师。

云南白药（胶囊、膏、酊、气雾剂）

【主要成分】三七、重楼等。

【功能主治】化瘀止血，活血止痛，解毒消肿。用于跌打损伤，瘀血肿痛，吐血、咳血、便血、痔血、崩漏下血，手术出血，疮疡肿毒及软组织挫伤，闭合性骨折，支气管扩张及肺结核咳血，溃疡病出血，以及皮肤感染性疾病。

【规格】散剂：每瓶装 4g，保险子 1 粒。胶囊：每粒装 0.25g。贴膏剂：6.5cm×10cm。酊剂：每瓶装 120ml。气雾剂：每瓶重 50g，含药液 38g；气雾保险液每瓶装 60g，含药液 28g。

【用法用量】散剂：刀、枪、跌打诸伤，无论轻重，出血者用温开水送服；瘀血肿痛与未流血者用酒送服；妇科各症，用酒送服，但月经过多、红崩，用温开水送服。毒疮初起，服 0.25g，另取药粉，用酒调匀，敷患处，如已化脓，只需内服。其他内出血各症均可内服。口服，一次 0.25～0.5g，一日 4 次（2～5 岁按 1/4 剂量服用，6～12 岁按 1/2 剂量服用）。凡遇较重的跌打损伤可先服保险子一粒，轻伤及其他病症不必服。

胶囊：刀、枪、跌打诸伤，无论轻重，出血者用温开水送服；瘀血肿痛与未流血者用酒送服；妇科各症，用酒送服，但月经过多、红崩，用温开水送服。毒疮初起，服 1 粒，另取药粉用酒调匀，敷患处；如已化脓，只需内服。其他内出血各症均可内服。口服，一次 1～2 粒，一日 4 次（2～5 岁按 1/4 剂量服用；6～12 岁按 1/2 剂量服用）。凡遇较重之跌打损伤可先服保险子 1 粒，轻伤及其他病症不必服。

贴膏剂：贴患处。

酊剂：口服，按剂量杯所示刻度量取，常用量一次 3～5 格（3～5ml），一日 3 次，最大量一次 10 格（10ml）。外用，取适量擦揉患处，每次 3 分钟左右，一日 3～5 次，可止血消炎；风湿筋骨疼痛，蚊虫叮咬，一、二度冻伤（如冻疮）可擦揉患处数分钟，一日 3～5 次。

气雾剂：外用，喷于伤患处。使用云南白药气雾剂，一日 3～5 次。凡遇较重闭合性跌打损伤者，先喷云南白药气雾剂保险液，若剧烈疼痛仍不缓解，可间隔 1～2 分钟重复给药，一天使用不得超过 3 次。喷云南白药气雾剂保险液间隔 3 分钟后，再喷云南白药气雾剂。

【不良反应】极少数患者服药后导致过敏性药疹，出现胸闷、心慌、恶心呕吐、全身奇痒、躯干及四肢等部位出现荨麻疹。

【禁忌】妊娠期妇女忌用；过敏体质者、既往用药过敏的患者应慎用。

【注意事项】①服用一日内，忌食蚕豆、鱼类及酸冷食物。②外用前务必清洁创面。③临床上确需使用大剂量给药，一定要在医师的安全监控下应用。④用药后若出现过敏反应，应立即停用，视症状轻重给予抗过敏治疗，若外用可先清除药物。⑤保险子放置在泡罩中间处。

【药物相互作用】如与其他药物同时使用可能会发生药物相互作用，详情请咨询医师或药师。

活血止痛散（胶囊、软胶囊）

【主要成分】当归、三七、乳香（制）、冰片、土鳖虫、自然铜（煅）。

【功能主治】活血散瘀，消肿止痛。用于跌打损伤，瘀血肿痛。

【规格】散剂：每袋（瓶）装 1.5g；胶囊：每粒装 0.25g、0.5g；软胶囊：每粒装 0.65g。

【用法用量】散剂：温黄酒或温开水送服，一次 1.5g（1/2 袋），一日 2 次。胶囊：温黄酒或温开水送服，一次 3 粒，一日 2 次。软胶囊：温开水送服，一次 2 粒，一日 3 次。疗程 7 天。

【不良反应】尚不明确。

【禁忌】妊娠期妇女禁用。

【注意事项】①忌生冷、油腻食物。②儿童、经期及哺乳期妇女、年老体弱者应在医师指导下服用。③有高血压、心脏病、肝病、糖尿病、肾病等慢性病严重者应在医师指导下服用。④服药 3 天症状无缓解，应去医院就诊。⑤对本品过敏者禁用，过敏体质者慎用。⑥本品性状发生改变时禁止使用。⑦儿童必须在成人监护下使用。⑧请将本品放在儿童不能接触到的地方。⑨如正在使用其他药品，使用本品前请咨询医师或药师。

【药物相互作用】如与其他药物同时使用可能会发生药物相互作用，详情请咨询医师或药师。

七厘散（胶囊）

【主要成分】血竭、乳香（制）、没药（制）、红花、儿茶、冰片、人工麝香、朱砂。

【功能主治】化瘀消肿，止痛止血。用于跌仆损伤，血瘀疼痛，外伤出血。

【规格】散剂：每瓶装 1.5g、3g；胶囊：每粒装 0.5g。

【用法用量】散剂：口服，一次 2/3～1 瓶，一日 1～3 次；外用，调敷患处。胶囊：口服，一次 2～3 粒，一日 1～3 次。

【不良反应】尚不明确。

【禁忌】妊娠期妇女禁用。

【注意事项】尚不明确。

【药物相互作用】如与其他药物同时使用可能会发生药物相互作用，详情请咨询医师或药师。

消痛贴膏

【主要成分】独一味、水柏枝、棘豆、水牛角等。

【功能主治】活血化瘀，消肿止痛。用于急慢性扭挫伤、跌打瘀痛、骨质增生、风湿及类风湿疼痛；亦用于落枕、肩周炎、腰肌劳损和陈旧性伤痛等。

【规格】贴膏剂：每贴装 1.0g、1.2g。

【用法用量】清洁患部皮肤，将药贴的塑料薄膜揭除，将小管内的稀释剂均匀涂在中间药垫表面，敷于患处或穴位，轻压周边胶布贴实，每贴敷 24 小时。急性期一贴一疗程，慢性期五贴一疗程。

【不良反应】尚不明确。

【禁忌】妊娠期妇女慎用，开放性创伤忌用。

【注意事项】①皮肤破伤处不宜使用。②皮肤过敏者停用。③小儿、年老患者应在医师指导下使用。④对本品过敏者禁用，过敏体质者慎用。⑤本品性状发生改变时禁止使用。⑥儿童必须在成人监护下使用。⑦请将本品放在儿童不能接触到的地方。⑧如正在使用其他药品，使用本品前请咨询医师或药师。

【药物相互作用】如与其他药物同时使用可能会发生药物相互作用，详情请咨询医师或药师。

独一味胶囊

【主要成分】独一味。

【功能主治】活血止痛，化瘀止血。用于多种外科手术后的刀口疼痛、出血，外伤骨折，筋骨扭伤，风湿痹痛，崩漏，痛经，牙龈肿痛、出血。

【规格】胶囊：每粒装 0.3g；片剂：每片重 0.28g，薄膜衣片每片重 0.28g，糖衣片片芯重 0.26g。

【用法用量】胶囊：口服，一次 3 粒，一日 3 次，7 天为一疗程，或必要时服。片剂：口服，一次 3 片，一日 3 次，7 天为一疗程，或必要时服。

【不良反应】①消化系统反应：胃（脘）不适、腹痛、腹胀、腹泻、恶心、呕吐、口干等，有肝生化指标异常病例报告。②全身性反应：疼痛、水肿、乏力、潮红、过敏反应等。③皮肤反应：皮疹、瘙痒等。④神经系统反应：头晕、头痛等。⑤心血管系统反应：心悸、胸闷等。⑥其他：有鼻衄、黑便、紫癜病例报告。

【禁忌】对本品过敏或有严重不良反应病史者禁用。妊娠期妇女禁用。

【注意事项】①严格按照药品说明书规定的功能主治及用法用量使用。②目前尚无儿童应用本品的系统研究资料，不建议儿童使用。③用药后一旦出现潮红、皮疹、瘙痒、心悸、胸闷、憋气、血压下降等可能与严重不良反应有关的症状时，应立即停药并就医。

【药物相互作用】尚不明确。如与其他药物同时使用可能会发生药物相互作用，详情请咨询医师或药师。

颈舒颗粒

【主要成分】三七、当归、川芎、红花、天麻、肉桂、人工牛黄。

【功能主治】活血化瘀，温经通窍止痛。适用于神经根型颈椎病瘀血阻络证，症见颈肩部僵硬、疼痛，患侧上肢窜痛等。

【规格】颗粒剂：每袋装6g。

【用法用量】温开水冲服，一次6g（1袋），一日3次，疗程1个月。

【不良反应】偶见轻度恶心。

【禁忌】妊娠期妇女忌用。

【注意事项】①忌生冷、油腻食物。②有高血压、心脏病、肝病、糖尿病、肾病等慢性病严重者应在医师指导下服用。③儿童、经期及哺乳期妇女、年老体弱者应在医师指导下服用。④服药7天症状无缓解，应去医院就诊。⑤对本品过敏者禁用，过敏体质者慎用。⑥本品性状发生改变时禁止使用。⑦儿童必须在成人监护下使用。⑧请将本品放在儿童不能接触到的地方。⑨如正在使用其他药品，使用本品前请咨询医师或药师。

【药物相互作用】尚不明确。如与其他药物同时使用可能会发生药物相互作用，详情请咨询医师或药师。

颈复康颗粒

【主要成分】羌活、川芎、葛根、秦艽、威灵仙、苍术、丹参、白芍、地龙（酒炙）、红花、乳香（制）、黄芪、党参、地黄、石决明、花蕊石（煅）、黄柏、王不留行（炒）、桃仁（去皮）、没药（制）、土鳖虫（酒炙）；辅料为乳糖、β-环糊精、硬脂酸镁。

【功能主治】活血通络，散风止痛。用于风湿瘀阻所致的颈椎病，症见头晕、颈项僵硬、肩背酸痛、手臂麻木。

【规格】颗粒剂：每袋装 5g。

【用法用量】开水冲服，一次 1～2 袋，一日 2 次，饭后服用。

【不良反应】尚不明确。

【禁忌】妊娠期妇女忌服。

【注意事项】①忌生冷、油腻食物。②有高血压、心脏病、肝病、糖尿病、肾病等慢性病严重者应在医师指导下服用。③儿童、经期及哺乳期妇女、年老体弱者应在医师指导下服用。④消化道溃疡、肾性高血压患者慎服或遵医嘱。⑤如有感冒、发热、鼻咽痛等患者，应暂停服用。⑥头晕或手臂麻木严重者，应去医院就诊。⑦服药 7 天症状无缓解，应去医院就诊。⑧对本品过敏者禁用，过敏体质者慎用。⑨本品性状发生改变时禁止使用。⑩儿童必须在成人监护下使用。⑪请将本品放在儿童不能接触到的地方。⑫如正在使用其他药品，使用本品前请咨询医师或药师。

【药物相互作用】如与其他药物同时使用可能会发生药物相互作用，详情请咨询医师或药师。

腰痹通胶囊

【主要成分】三七、川芎、延胡索、白芍、牛膝、狗脊、熟大黄、独活。

【功能主治】活血化瘀，祛风除湿，行气止痛。用于血瘀气滞、脉络闭阻所致的腰痛，症见腰腿疼痛，痛有定处，痛处拒按，轻者俯仰不便，重者剧痛不能转侧；腰椎间盘突出症见上述证候者。

【规格】胶囊：每粒装 0.42g。

【用法用量】口服，一次 3 粒，一日 3 次，宜饭后服用，30 天为一疗程。

【不良反应】尚不明确。

【禁忌】妊娠期妇女忌服。

【注意事项】消化性溃疡患者慎服或遵医嘱。

【药物相互作用】如与其他药物同时使用可能会发生药物相互作用，详情请咨询医师或药师。

滑膜炎颗粒（片）

【主要成分】夏枯草、女贞子、功劳叶、黄芪、防己、薏苡仁、土茯苓、丝瓜络、泽兰、丹参、当归、川牛膝、豨莶草。

【功能主治】清热利湿，活血通络。用于急、慢性滑膜炎及膝关节术后。

【规格】颗粒剂：每克相当于饮片 3g；片剂：每片重 0.5g、0.6g，薄膜衣片每片重 0.5g。

【用法用量】颗粒剂：开水冲服，一次 1 袋，一日 3 次。片剂：口服，一次 3 片，一日 3 次。

【不良反应】尚不明确。

【禁忌】尚不明确。

【注意事项】①妊娠期妇女慎用。②本品清热燥湿，故寒湿痹阻、脾胃虚寒者慎用。③服药期间，宜清淡易消化之品，忌辛辣油腻之品，以免助热生湿。④小儿、年老体虚者应在医师指导下服用。⑤长期服用，应向医师咨询。⑥药品性状发生改变时禁止服用。⑦如正在服用其他药品，使用本品前请咨询医师或药师。

【药物相互作用】如与其他药物同时使用可能会发生药物相互作用，详情请咨询医师或药师。

舒筋活血丸（片）

【主要成分】红花、醋香附、烫狗脊、香加皮、络石藤、伸筋草、泽兰、槲寄生、鸡血藤、煅自然铜。

【功能主治】舒筋活络，活血散瘀。用于筋骨疼痛，肢体拘挛，腰背酸痛，跌打损伤。

【规格】丸剂：每丸重6g；片剂：每片重0.3g。

【用法用量】丸剂：黄酒或温开水送服，一次1丸，一日2次，或遵医嘱。片剂：口服，一次5片，一日3次。

【不良反应】尚不明确。

【禁忌】妊娠期妇女忌服。

【注意事项】尚不明确。

【药物相互作用】如与其他药物同时使用可能会发生药物相互作用，详情请咨询医师或药师。

狗皮膏

【主要成分】生川乌、生草乌、羌活、独活、青风藤、香加皮、防风、铁丝威灵仙、苍术、蛇床子、麻黄、高良姜、小茴香、官桂、当归、赤芍、木瓜、苏木、大黄、油松节、续断、川芎、白芷、乳香、没药、冰片、樟脑、丁香、肉桂。

【功能主治】祛风散寒，活血止痛。用于风寒湿邪、气滞血瘀引起的四肢麻木，腰腿疼痛，筋脉拘挛，跌打损伤，闪腰岔气，脘腹冷痛，经行腹痛，湿寒带下，积聚痞块。

【规格】膏药：每张净重12g、15g、24g、30g。

【用法用量】外用，用生姜擦净患处皮肤，将膏药加温软化，贴于患处或穴位。

【不良反应】尚不明确。

【禁忌】妊娠期妇女忌贴腰部和腹部。

【注意事项】尚不明确。

【药物相互作用】如与其他药物同时使用可能会发生药物相互作用，详情请咨询医师或药师。

骨痛灵酊

【主要成分】雪上一枝蒿、干姜、龙血竭、乳香、没药、冰片。

【功能主治】温经散寒，祛风活血，通络止痛。适用于腰、颈椎骨质增生，骨性关节病，肩周炎，风湿性关节炎。

【规格】酊剂：每袋装10ml，每瓶装30ml、60ml、100ml、250ml。

【用法用量】外用，一次10ml，一日1次。将药液浸于敷带上贴敷患处30~60分钟，20天为一疗程。

【不良反应】患者局部出现灼热感，连续多次使用时部分患者在用药部位可能会产生皮疹或局部痒感，停止用药后即可消失。每次用药后可涂少量润肤膏，以减轻和防止不良反应。

【禁忌】①妊娠期妇女禁用。②类风湿关节炎患者关节红肿热痛时禁用。③婴幼儿禁用。④皮肤破溃、皮损或感染处禁用。⑤对本品及所含成分（包括辅料）过敏者禁用。⑥对乙醇过敏者禁用。

【注意事项】①本品为外用药，禁止内服。②忌生冷、油腻食物。③切勿接触眼睛、口腔等黏膜处。皮肤破溃处禁用。④经期及哺乳期妇女慎用。儿童、年老体弱者应在医师指导下使用。高血压患者慎用于颈椎处。⑤本品不宜长期或大面积使用，用药后皮肤过敏者应停止使用，症状严重者应去医院就诊。⑥用药后3小时内不得吹风，不接触冷水。⑦患者可视病症及敷贴浸药液情况调整每次使用量（5～10ml）。⑧本品放置后稍有浑浊或沉淀，不影响疗效，摇匀后使用。⑨用药3天症状无缓解，应去医院就诊。⑩对本品及乙醇过敏者禁用，过敏体质者慎用。⑪本品性状发生改变时禁止使用。⑫儿童必须在成人监护下使用。⑬请将本品放在儿童不能接触到的地方。⑭如正在使用其他药品，使用本品前请咨询医师或药师。

【药物相互作用】如与其他药物同时使用可能会发生药物相互作用，详情请咨询医师或药师。

通络祛痛膏

【主要成分】当归、川芎、红花、山柰、花椒、胡椒、丁香、肉桂、荜茇、干姜、大黄、樟脑、冰片、薄荷脑。

【功能主治】活血通络，散寒除湿，消肿止痛。用于腰部、膝部骨性关节炎属瘀血停滞、寒湿阻络证，症见关节刺痛或钝痛，关节僵硬，屈伸不利，畏寒肢冷。

【规格】贴膏剂：7cm×10cm。

【用法用量】外贴患处，一次1～2贴，一日1次。

【不良反应】贴敷处偶见皮肤瘙痒、潮红、皮疹。

【禁忌】皮肤破损处禁用。

【注意事项】①妊娠期妇女慎用。②每次贴敷不宜超过12小时，防止贴敷处发生过敏。③对橡胶膏剂过敏者慎用。④按照用法用量应用，小儿、年老体虚者应在医师指导下使用。⑤对本品过敏者禁用，过敏体质者慎用。⑥本品性状发生改变时禁止使用。⑦儿童必须在成人监护下使用。⑧请将本品放在儿童不能接触到的地方。⑨如正在使用其他药品，使用本品前请咨询医师或药师。

【药物相互作用】尚不明确。

复方南星止痛膏

【主要成分】生天南星、生川乌、丁香、肉桂、白芷、细辛、川芎、徐长卿、乳香（制）、没药（制）、樟脑、冰片；辅料为松香、石蜡、凡士林、液状石蜡、水杨酸甲酯。

【功能主治】散寒除湿，活血止痛。用于寒湿瘀阻所致的关节疼痛、肿胀、活动不利，遇寒加重。

【规格】贴膏剂：10cm×13cm。

【用法用量】外贴，选最痛部位，最多贴3个部位，贴24小时，隔日1次，共贴3次。

【不良反应】个别患者贴药处局部皮肤发红发痒，起小水疱。

【禁忌】皮肤病者、妊娠期妇女禁用。

【注意事项】①本品为外用药，禁止内服。②忌生冷、油腻食物。③皮肤破溃或感染处禁用。有出血倾向者慎用。④经期及哺乳期妇女慎用。儿童、年老体弱者应在医师指导下使用。⑤本品含有毒性成分，不宜长期或大面积使用，用药后皮肤过敏（皮肤瘙痒明显）者应及时自行揭除、停止使用，症状严重者应去医院就诊。⑥用药3天症状无缓解，应去医院就诊。⑦对本品过敏者禁用，过敏体质者慎用。⑧本品性状发生改变时禁止使用。⑨儿童必须在成人监护下使用。⑩请将本品放在儿童不能接触到的地方。⑪如正在使用其他药品，使用本品前请咨询医师或药师。

【药物相互作用】如与其他药物同时使用可能会发生药物相互作用，详情请咨询医师或药师。

麝香追风止痛膏

【主要成分】生草乌、川生乌、生马钱子。

【功能主治】祛风除湿，散寒止痛。用于寒湿痹阻所致关节、肌肉疼痛，扭伤疼痛。

【规格】橡胶膏剂：7cm×10cm。

【用法用量】外用，一次1贴，一日1次。

【不良反应】尚不明确。

【禁忌】儿童、妊娠期妇女禁用。

【注意事项】①本品为外用药。②皮肤破溃处禁用。③青光眼、前列腺增生患者应在医师指导下使用。④老年人应在医师指导下使用。⑤贴敷部位如有明显灼热感或瘙痒、局部红肿等情况，应停止用药并去医院就诊。⑥对本品过敏者禁用，过敏体质者慎用。⑦本品性状发生改变时禁止使用。⑧请将本品放在儿童不能接触到的地方。⑨如正在使用其他药品，使用本品前请咨询医师或药师。

【药物相互作用】如与其他药物同时使用可能会发生药物相互作用，详情请咨询医师或药师。

仙灵骨葆胶囊（片）

【主要成分】淫羊藿、续断、丹参、知母、补骨脂、地黄。

【功能主治】滋补肝肾，接骨续筋，强身健骨。用于骨质疏松，骨折，骨关节炎，骨无菌性坏死等。

【规格】胶囊：每粒装0.5g；片剂：每片重0.3g。

【用法用量】胶囊：口服，一次3粒，一日2次，4～6周为一疗程，或遵医嘱。片剂：口服，一次3片，一日2次，4～6周为一疗程。

【不良反应】尚不明确。

【禁忌】尚不明确。

【注意事项】重症感冒期间不宜服用。

【药物相互作用】如与其他药物同时使用可能会发生药物相互作用，详情请咨询医师或药师。

儿科用药

解 表 剂

小儿柴桂退热颗粒（口服液）

【主要成分】柴胡、桂枝、葛根、浮萍、黄芩、白芍、蝉蜕。

【功能主治】发汗解表，清里退热。用于小儿外感发热，症见发热，头身痛，流涕，口渴，咽红，溲黄，便干等。

【规格】颗粒剂：每袋装 2.5g（每克相当于饮片 1.0g）、5g（相当于饮片 5g）、4g；合剂：每支装 10ml。

【用法用量】颗粒剂：开水冲服。1 岁以内，一次 0.5 袋；1～3 岁，一次 1 袋；4～6 岁，一次 1.5 袋；7～14 岁，一次 2 袋，一日 4 次，3 天为一疗程。合剂：口服，1 岁以内，一次 5ml；1～3 岁，一次 10ml；4～6 岁，一次 15ml；7～14 岁，一次 20ml，一日 4 次，3 天为一疗程。

【不良反应】尚不明确。

【禁忌】尚不明确。

【注意事项】尚不明确。

【药物相互作用】如与其他药物同时使用可能会发生药物相互作用，详情请咨询医师或药师。

小儿金翘颗粒

【主要成分】金银花、连翘、葛根、大青叶、山豆根、柴胡、甘草。

【功能主治】疏风清热，解毒利咽，消肿止痛。用于风热袭肺所致乳蛾，症见恶寒发热，咽部红肿疼痛，吞咽时加剧，咽干灼热，喉核红肿；小儿急性扁桃体炎见上述证候者。

【规格】颗粒剂：每袋装 5g、7.5g。

【用法用量】开水冲服，5～7 岁一次 7.5g，一日 3 次；8～10 岁一次 7.5g，一日 4 次；11～14 岁一次 10g，一日 3 次。5 岁以下小儿遵医嘱。

【不良反应】偶见腹痛、便稀。

【禁忌】尚不明确。

【注意事项】尚不明确。

【药物相互作用】如与其他药物同时使用可能会发生药物相互作用，详情请咨询医师或药师。

小儿宝泰康颗粒

【主要成分】连翘、地黄、竹叶柴胡、玄参、桑叶、浙贝母、蒲公英、马蓝、滇紫草、桔梗、莱菔子、甘草；辅料为蔗糖、糊精。

【功能主治】解表清热，止咳化痰。用于小儿风热外感，症见发热、流涕、咳嗽。

【规格】颗粒剂：每袋装 2.6g、4g、8g。

【用法用量】温开水冲服，1~3 岁一次 4g，3~12 岁一次 8g，一日 3 次。

【不良反应】尚不明确。

【禁忌】糖尿病患儿禁服。

【注意事项】①忌辛辣、生冷、油腻食物。②风寒感冒者不适用，表现为发热畏冷、肢凉、流清涕，咽不红。③婴儿应在医师指导下服用。④脾虚易腹泻者慎服。⑤服药 3 天症状无缓解，应去医院就诊。⑥对本品过敏者禁用，过敏体质者慎用。⑦本品性状发生改变时禁止使用。⑧儿童必须在成人监护下使用。⑨请将本品放在儿童不能接触到的地方。⑩如正在使用其他药品，使用本品前请咨询医师或药师。

【药物相互作用】如与其他药物同时使用可能会发生药物相互作用，详情请咨询医师或药师。

小儿热速清口服液（颗粒）

【主要成分】柴胡、黄芩、板蓝根、葛根、金银花、水牛角、连翘、大黄；辅料为蔗糖、糊精。

【功能主治】清热，解毒，利咽。用于风热感冒，发热头痛，咽喉肿痛，鼻塞流黄鼻涕，咳嗽，便秘。

【规格】合剂：每支装 10ml；颗粒剂：每袋装 2g、6g。

【用法用量】合剂：口服，1 岁以内一次 2.5~5ml，1~3 岁一次 5~10ml，3~7 岁一次 10~15ml，7~12 岁一次 15~20ml，一日 3~4 次。颗粒剂：口服，1 岁以内，一次 0.25~0.5 袋；1~3 岁，一次 0.5~1 袋；3~7 岁，一次 1~1.5 袋；7~12 岁，一次 1.5~2 袋，一日 3~4 次。

【不良反应】尚不明确。

【禁忌】风寒感冒，大便次数多者忌用。

【注意事项】①忌生冷、辛辣食物。②按照用法用量服用，如病情较重或服药 2 天疗效不明显应去医院就诊。③对本品过敏者禁用，过敏体质者慎用。④本品性状发生改变时禁止使用。⑤儿童必须在成人监护下使用。⑥请将本品放在儿童不能接触到的地方。⑦如正在使用其他药品，使用本品前请咨询医师或药师。

【药物相互作用】如与其他药物同时使用，可能会发生药物相互作用，详情请咨询医师或药师。

—— 清　热　剂 ——

小儿泻速停颗粒

【主要成分】地锦草、儿茶、乌梅、北山楂（炒焦）、茯苓、白芍、甘草。

【功能主治】清热利湿，健脾止泻，解痉止痛。用于治疗小儿泄泻、腹痛、纳差（尤适用于秋季腹泻及迁延性腹泻）。

【规格】颗粒剂：每袋装 3g、5g、10g。

【用法用量】开水冲服，一日 3～4 次，1 岁以内，一次 3g；1～3 岁，一次 6g；3～7 岁，一次 9g；7 岁以上酌量或遵医嘱。

【不良反应】尚不明确。

【禁忌】尚不明确。

【注意事项】①如病情较重或服用 2 天疗效不佳者，可酌情增加剂量。②有脱水者，可口服或静脉补液。③服药期间忌生冷、油腻之物。

【药物相互作用】如与其他药物同时使用可能会发生药物相互作用，详情请咨询医师或药师。

——❖ 止 咳 剂 ❖——

小儿肺热咳喘颗粒（口服液）

【主要成分】麻黄、苦杏仁、石膏、金银花、甘草、连翘、知母、黄芩、板蓝根、麦冬、鱼腥草；辅料为苯甲酸钠、甜蜜素。

【功能主治】清热解毒，宣肺化痰。用于热邪犯于肺卫所致的发热、汗出、微恶风寒、咳嗽、痰黄，或兼喘息、口干而渴。

【规格】颗粒剂：每袋装 4g（相当于饮片 10.6g）、3g；合剂：每支装 10ml。

【用法用量】颗粒剂：开水冲服，3 岁以下一次 3g，一日 3 次；3～7 岁一次 3g，一日 4 次；7 岁以上一次 6g，一日 3 次。合剂：口服，1～3 岁一次 1 支，一日 3 次；4～7 岁一次 1 支，一日 4 次；8～12 岁一次 2 支，一日 3 次。或遵医嘱。

【不良反应】大剂量服用，可能有轻度胃肠道不适反应。

【禁忌】尚不明确。

【注意事项】①忌辛辣、生冷、油腻食物。②不宜在服药期间同时服用滋补性中药。③婴儿应在医师指导下服用。④风寒闭肺、内伤久咳者不适用。⑤高血压、心脏病患儿慎用。脾虚易腹泻者应在医师指导下服用。⑥发热体温超过 38.5℃的患者，应去医院就诊。⑦服药 3 天症状无缓解，应去医院就诊。⑧对本品过敏者禁用，过敏体质者慎用。⑨本品性状发生改变时禁止使用。⑩儿童必须在成人监护下使用。⑪请将本品放在儿童不能接触到的地方。⑫如正在使用其他药品，使用本品前请咨询医师或药师。

【药物相互作用】如与其他药物同时使用可能会发生药物相互作用，详情请咨询医师或药师。

金振口服液

【主要成分】羚羊角、平贝母、大黄、黄芩、青礞石、石膏、人工牛黄、甘草；辅料为甜菊素。

【功能主治】清热解毒，祛痰止咳。用于小儿急性支气管炎符合痰热咳嗽者，表现为发热、咳嗽、咳吐黄痰、咳吐不爽、舌质红、苔黄腻等。

【规格】合剂：每支装 10ml。

【用法用量】口服，6 个月至 1 岁，一次 5ml，一日 3 次；2～3 岁，一次 10ml，一日 2 次；4～7 岁，一次 10ml，一日 3 次；8～14 岁，一次 15ml，一日 3 次。疗程 5～7 天，或遵医嘱。

【不良反应】偶见用药后便溏，停药后即可复常。

【禁忌】风寒咳嗽或体虚久咳者忌服。

【注意事项】①忌辛辣、生冷、油腻食物。②不宜在服药期间同时服用滋补性中药。③脾胃虚弱，大便稀溏者慎用。④婴儿及糖尿病患儿应在医师指导下服用。⑤风寒闭肺、内伤久咳者不适用。⑥发热体温超过 38.5℃的患者，应去医院就诊。⑦服药 3 天症状无缓解，应去医院就诊。⑧对本品过敏者禁用，过敏体质者慎用。⑨本品性状发生改变时禁止使用。⑩儿童必须在成人监护下使用。⑪请将本品放在儿童不能接触到的地方。⑫如正在使用其他药品，使用本品前请咨询医师或药师。

【药物相互作用】如与其他药物同时使用可能会发生药物相互作用，详情请咨询医师或药师。

小儿消积止咳口服液

【主要成分】山楂（炒）、槟榔、枳实、枇杷叶（蜜炙）、瓜蒌、莱菔子（炒）、葶苈子（炒）、桔梗、连翘、蝉蜕。

【功能主治】清热理肺，消积止咳。用于小儿食积咳嗽属痰热证，症见咳嗽，以夜间重，喉间痰鸣，腹胀，口臭等。

【规格】合剂：每支装 10ml。

【用法用量】口服，1 岁以内一次 5ml，1～2 岁一次 10ml，3～4 岁一次 15ml，5 岁以上一次 20ml，一日 3 次，5 天为一疗程。

【不良反应】尚不明确。

【禁忌】尚不明确。

【注意事项】尚不明确。

【药物相互作用】如与其他药物同时使用可能会发生药物相互作用，详情请咨询医师或药师。

小儿肺咳颗粒

【主要成分】人参、茯苓、白术、陈皮、鸡内金、大黄（酒炙）、鳖甲、地骨皮、北沙参、炙甘草、青蒿、麦冬、桂枝、干姜、附子（制）、瓜蒌、款冬花、紫菀、桑白皮、胆南星、黄芩、枸杞子。

【功能主治】健脾益肺，止咳平喘。用于肺脾不足，痰湿内壅所致的咳嗽或痰多黄稠，咳吐不爽，气短，喘促，动辄汗出，食少纳呆，周身乏力，舌红苔厚；小儿支气管炎见以上证候者。

【规格】颗粒剂：每袋装 2g、3g、6g。

【用法用量】开水冲服，1 岁以下一次 2g，1～4 岁一次 3g，5～8 岁一次 6g，一日 3 次。

【不良反应】尚不明确。

【禁忌】尚不明确。

【注意事项】高热咳嗽者慎用。

【药物相互作用】如与其他药物同时使用可能会发生药物相互作用，详情请咨询医师或药师。

<hr/>

扶 正 剂

健儿消食口服液

【主要成分】黄芪、白术（麸炒）、陈皮、麦冬、黄芩、山楂（炒）、莱菔子（炒）；辅料为蜂蜜、山梨酸。

【功能主治】健脾益胃，理气消食。用于小儿饮食不节损伤脾胃引起的纳呆食少，脘胀腹满，手足心热，自汗乏力，大便不调，以至厌食、恶食。

【规格】合剂：每支装 10ml。

【用法用量】口服，3 岁以内一次 5～10ml，3 岁以上一次 10～20ml，一日 2 次，用时摇匀。

【不良反应】尚不明确。

【禁忌】尚不明确。

【注意事项】①患儿平时应少进食巧克力、带颜色的饮料、油腻厚味等不易消化之物。②过敏体质者慎用。③药品性状发生改变时禁止服用。④儿童必须在成人监护下使用。⑤请将本品放在儿童不能接触到的地方。⑥如正在服用其他药品，使用本品前请咨询医师或药师。

【药物相互作用】如与其他药物同时使用可能会发生药物相互作用，详情请咨询医师或药师。

醒脾养儿颗粒

【主要成分】一点红、毛大丁草、山栀茶、蜘蛛香；辅料为蔗糖。

【功能主治】醒脾开胃，养血安神，固肠止泻。用于脾气虚所致的儿童厌食，腹泻便溏，烦躁盗汗，遗尿夜啼。

【规格】颗粒剂：每袋装 2g。

【用法用量】温开水冲服，1 岁以内一次 1 袋（2g），一日 2 次；1～2 岁一次 2 袋（4g），一日 2 次；3～6 岁一次 2 袋（4g），一日 3 次；7～14 岁一次 3～4 袋（6～8g），一日 2 次。

【不良反应】尚不明确。

【禁忌】糖尿病患儿禁服。

【注意事项】①忌生冷、油腻及不易消化食物。②婴儿应在医师指导下服用。③长期厌食，体弱消瘦者，腹胀重、腹泻次数增多者应去医院就诊。④服药 7 天症状无缓解，应去医院就诊。⑤对本品过敏者禁用，过敏体质者慎用。⑥本品性状发生改变时禁止使用。⑦儿童必须在成人监护下使用。⑧请将本品放在儿童不能接触到的地方。⑨如正在使用其他药品，使用本品前请咨询医师或药师。

【药物相互作用】如与其他药物同时使用可能会发生药物相互作用，详情请咨询医师或药师。

—— 安 神 剂 ——

小儿黄龙颗粒

【主要成分】熟地黄、白芍、麦冬、知母、五味子、煅龙骨、煅牡蛎、党参、石菖蒲、远志、桔梗。

【功能主治】滋阴潜阳，安神定志。用于注意缺陷多动障碍中医辨证属阴虚阳亢证者，症见多动不宁，神思涣散，性急易怒，多言多语，盗汗，口干咽燥，手足心热等。

【规格】颗粒剂：每袋装 5g。

【用法用量】温开水冲服，6～9 岁，一次 1 袋，一日 2 次；10～14 岁一次 2 袋，一日 2 次。疗程为 6 周。

【不良反应】尚不明确。

【禁忌】尚不明确。

【注意事项】尚不明确。

【药物相互作用】如与其他药物同时使用可能会发生药物相互作用，详情请咨询医师或药师。

—— 消 导 剂 ——

小儿化食丸（口服液）

【主要成分】六神曲（炒焦）、焦山楂、焦麦芽、焦槟榔、醋莪术、三棱（制）、牵牛子（炒焦）、大黄。

【功能主治】消食化滞，泻火通便。用于食滞化热所致的积滞，症见厌食、烦躁、恶心呕吐、口渴、脘腹胀满、大便干燥。

【规格】丸剂：每丸重 1.5g；合剂：每支装 10ml。

【用法用量】丸剂：口服，1 岁以内一次 1 丸，1 岁以上一次 2 丸，一日 2 次。合剂：口服，3 岁以上一次 10ml，一日 2 次。

【不良反应】尚不明确。

【禁忌】忌辛辣、油腻之物。

【注意事项】尚不明确。

【药物相互作用】如与其他药物同时使用可能会发生药物相互作用，详情请咨询医师或药师。

基本中成药药名索引

（以中成药各首字汉语拼音排序）